JN089331

ポイントマスター！

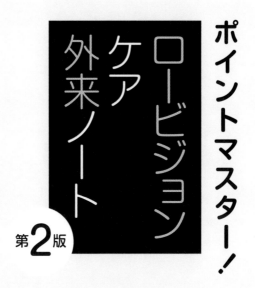

ロービジョンケア外来ノート

第2版

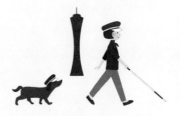

神戸アイセンター◎編

三輪書店

第2版の序

　ロービジョンケアは，生活に何らかの支障をきたす視覚をもつ人が，安心安全な日々を送るための支援を目的としています．その支援の根幹には，社会福祉制度のありようが大きく影響します．今回，初版の刊行後に変更になった障害年金認定基準などを改訂するとともに，この5年の変化をキャッチアップすべく，全編をアップデートしました．また，2020年東京オリンピック・パラリンピックの開催やテレビ番組などによってSDGsという理念の社会への浸透が進み，これに伴って福祉や視覚障害に対する一般の人の関心も以前に比べて高くなったように感じます．

　本書は当初，ロービジョン外来がわが国に一つでも増えることを祈念し，これからロービジョンケアを始めようとする眼科医や視能訓練士を主たる読者と想定して編集しました．しかしながら初版では眼科医や視能訓練士以外の，特に視覚障害当事者の皆様からの反響が大きく，書籍の点字版，テキストデイジー版がすぐに作成され，さらには日本ライトハウス様によってサピエ図書館へ音声デイジー版の収載が叶いました．これを受けて，書ききれなかった情報と行間に込めた執筆者の思いを毎月「行間セミナー」という形でWEB配信しており，本書にも講演内容を反映しています．

　最後に，初版で執筆くださるとともにサピエ図書館への収載にご尽力いただいた岡田弥さんが，2020年7月2日に逝去されました．岡田さんのご冥福をお祈りするとともに，本書を岡田さんに捧げます．

2024年2月

執筆者代表　仲泊　聡

第 1 版の序

　眼科の外来は，見えにくくて困っている患者さんで
あふれています．眼に病気があって，それを治療しに
眼科を受診します．なかには思うような治療効果が得
られず，がっかりしている人もいるでしょう．そのよ
うな患者さんをそのまま帰してはいけません．プラス
ワンのアドバイスで，笑顔を取り戻すことができるの
です．それが，ロービジョンケアです．

　視機能が極度に低下して，会社を辞職してしまう人
が絶えません．職を失うと所得を失うばかりではなく，
所属と生きがいを失ってしまいます．障害を負った患
者さんに寄り添う秘訣は，所得・所属・生きがいの 3
つの観点で共感をもつことにあります．

　患者さんが子供の場合，最近では多くの人が一般校
に在籍していて，十分な情報が得られていないことが
あります．適切な学習環境をつくるためには，視機能
評価が不可欠で，ロービジョンケアのノウハウがとて
も役に立ちます．定期受診のタイミングを逃さず，時
期に応じた情報提供を心がけましょう．患者さんがお
年寄りの場合，就労も就学も不要と言われるでしょう．
でも，ちょっとした役割を生活のなかでもつことや新
しいことを学ぶ機会も生きがいに通じます．また，体
力の低下にも気をつけたいものです．

　ロービジョンケアは，決して敗戦処理ではありませ
ん．導入には，治療を諦める必要はないのです．だか
ら，必ずしも失明宣告は要りません．むしろロービジョ
ンケアは，失明治療に通じる先端医療と常に歩みを共
にしているものなのです．

2019 年 4 月

執筆者代表　仲泊　聡

執筆者一覧

● NEXT VISION

代表理事	仲泊　聡
副理事長	三宅　琢
常務理事	和田　浩一
理事	原田　敦史
事務局長	山田千佳子

● ビジョンケア

代表取締役社長	髙橋　政代
視能訓練士	山本　翠

● 神戸アイセンター病院

医師	横田　聡
視能訓練士	田保　和也
公認心理師	田中　桂子
委嘱研究員	田中恵津子

● 岡本石井病院

歩行訓練士/視能訓練士	
	別府あかね

Chapter 2　視覚以外の感覚を活用しよう

Chapter 3　支援制度を活用しよう

付　録

イラストカット　有村　綾

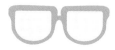

Chapter 1

視覚をフル活用しよう

LOW VISION CARE

使える視機能を評価しよう

● 検査の前に

検査の目的を考えよう

　ロービジョンケアで行う検査の目的は「補助具選定のための保有視機能の把握」「身体障害者手帳や障害年金などの福祉制度申請用」「その人の見え方や不自由度の数値化」などがあります．

　補助具選定が目的であれば，その患者さんの視機能を最大限引き出すために最も見やすい条件を探す必要があります．しかし，その際に患者さんの自覚の良し悪しだけを頼りにするのではなく，どういう条件でどのような検査結果が得られたのかを記録し，自覚との整合性を確認しましょう．

　また，たとえば中心暗点のある患者さんの場合，その不自由度を推し量るには偏心視域（PRL）での視力ではなく，真正面に視標を呈示しての視力のほうが患者さんの訴える自覚に近い値になることもあります．

今から行う検査で何を知ろうとするのか，何がわかるのか，どのような支援につながるのかを考えて検査をするようにしましょう.

point

患者さんの訴えは主観なので，その表現はさまざまです．眼科におけるロービジョンケアでは，患者さんと医療従事者とで共通認識をもつためにも「数値」による把握は大切です.

目標を設定しよう

ロービジョンケアでは「どのような支援を行うのか」という目標の設定が不可欠です．そのうえで必要な検査を行い，補助具の処方や情報提供につなげます.

1）目標の達成に必要な支援とは

患者さんの目標を叶えるために必要な支援は，さまざまな要素によって決まります．またその支援は，本人が希望しているものだけではなく，意識していなくてもサポートすべきものもあります．そのため本人の話をただ聞けばよいというものではなく，支援者側がニーズを推測して確認する，という姿勢が重要です.

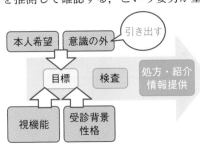

2) ニーズの推測と確認

　たとえば網膜色素変性の50歳男性が，まぶしさを訴えて遮光眼鏡を希望しているとします．しかし疾患の特性から，夜盲があるかもしれません．仕事をしているのであれば日没時の退勤で困っているかもしれません．このように本人の訴えだけでなく，ニーズを推測しそれを問診で確認するという姿勢が必要です．

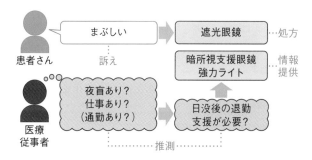

必要な支援を見定めるために確認しよう

1) 事前の準備

　必要な支援を見定めるために，診療録の記載や問診で以下について把握しましょう．

①本人の訴えるニーズ，困りごと
②年齢・患者背景（学生，会社員，主婦など）
③病名，治療歴
④視機能のこれまでの変化と今後の予測
⑤利用している支援制度，補助具
⑥家族や支援者が身近にいるか
⑦その他（全身疾患，その他の障害の有無など）

また，特に病院内でロービジョンケアを行う場合，受診の目的がいわゆる"治療"ではないということを患者さんが認識していない場合があります．最初に本人の認識を確認しましょう．

2）優先順位とタイミング

的確なロービジョンケアを行うためには「支援の内容」だけでなくその「優先順位」と「タイミング」も重要です．

たとえば身体障害者手帳の取得は，支援の受給で生活上の困難や経済的負担を減らすことができるので優先順位は高いといえるでしょう．また，学生に対する学業支援や社会人への就業支援，障害年金の案内，65 歳問題（p.231 参照）などは，支援のタイミングを逃さないことが非常に重要です．

3）各種試験の配慮基準の把握

国家試験，大学入学共通テスト，その他試験には個々の症状や状態などに応じた受験上の配慮があります．これから試験に臨む可能性がある場合は，最新の情報を確認しておくことを勧めましょう．詳細がわからない場合は，国家試験なら監督官庁に問い合わせます．

学校の試験は明確な基準がないこともあり，その場合は大学入学共通テストを例に出して参考にしてもらいましょう．

point

大学入学共通テストは 2021 年度から，配慮の申請に「これまでの取組み」などを示した資料が必要になりました．入試時の配慮を希望する場合は，在籍校で配慮を受けているという実績を作る必要があります．

忙しい外来でもできるロービジョンケア

　眼科は他科と比べて検査の種類が多く，外来は混雑していることが大半です．忙しい外来でも，日常の業務のなかでできるロービジョンケアがあります．

1) 所持眼鏡のチェック・使い方の指導

　疾患の進行で見えにくくなったと諦めて，眼鏡の使用をやめている場合があります．また，ハイパワープラス眼鏡を処方されていてもピントの合う位置まで近づけていないなど，正しく使用できていない場合もあります．高齢者では，遠用眼鏡と近用眼鏡を使う場面に合わせて使い分けていない場合も考えられます．またレンズの汚れに気がつかず，そのまま使用していることもあります．

point

どのようなときに眼鏡を使用しているかを聞き取り，場面に合わせて眼鏡を使用できているかを確認しましょう．

矯正度数が合っているかの確認とともに，所持眼鏡の手入れの状態や正しく使えているかの確認をすることが，日常生活の様子の把握につながり，その人に必要なロービジョンケアにつなぐきっかけになります．

point

見えにくいからこそ，レンズの汚れや傷に気がつかずにそのまま使用している場合もあります．汚れているときは患者さんにフィードバックして，手入れの方法などを伝えましょう．

2）身体障害者手帳の基準に該当しているかの確認

眼科でしかできないロービジョンケアの入り口として最も重要です．手帳取得がすべてではありませんが，さまざまなサービスの利用には手帳の有無が大きく関与します．いつでもその確認ができるように，身体障害者手帳認定基準表を掲示することをお勧めします．忙しいときでもすぐに表を確認できれば，診察までに該当の可能性を眼科医に伝えることができます．

point

身体障害者手帳の認定基準表をコピーして，いつでもすぐに確認できるように電子カルテを閲覧するすべての場所に掲示しよう！

3) 受付や検査の移動での関わり

受付では，診察券や保険証を提示する，財布からお金を出す，予約表をもらうなどの動作があります．それらがスムーズに行えているかを観察することで，何に困っているか日常生活動作でのニーズをキャッチすることができます．移動に関するニーズは，待合いスペースで空いている椅子が見つけられない，暗室に入ると歩く速度がゆっくりになるなどの変化で気がつく場合があります．

院内のさまざまな場面で，ニーズを客観的に把握するチャンスがあります．眼科医や視能訓練士だけでなく，受付事務員，看護師などすべてのスタッフが患者さんを観察することで見えにくいことによる困りごとを把握することができます．

---

point

受付事務員を含め，眼科スタッフみんながロービジョンケアマインドをもって，1 つのチームとして関わるのがポイント！

● 視　力

視力検査の心得
1) 視力は万能ではありません

ロービジョンの患者さんの見え方は，距離や照明，コントラストなどの環境や視野などのほかの視機能の影響を受けます．視力にこだわらず，患者さんの訴えにしっかりと耳を傾けましょう．

> ### point
>
> 視力は良いのに歩けないという人，逆に視力は悪いのにスマートフォンの文字なら周辺視で読めるという人もいます．検査結果と日常視とに乖離がないかを探り，どのような支援が必要かの参考にしましょう．

2) 視力検査を通じて，視覚が使いやすい条件を見極めよう

視力検査に加え，条件を変えて視力を測ることも時には必要です．

> ### point
>
>
>
> 「どのような環境」で「どれだけのスピード」で応えてくれるかをみることが大切です．

偏心視ではどうか，遮光眼鏡をかけるとどうか，眼振がある人には輻湊したときや眼振の減る視線の方向ではどうかなど，視力が出る条件を確認することで，その後の補助具選定がスムーズになります．

視力検査の注意点

> **point**
>
> 日常生活において，眼鏡などの補助具によってどれ
> だけ矯正できているかを確認しましょう.

　持参した眼鏡やルーペは，まずはいつも通り使って
もらい，そのときの視距離や姿勢などをみて，正しく
使えているかを確認しましょう.

> **point**
>
> 小児は初めての環境だと視力が十分に出ないときが
> あります. 可能なら数回来院してもらい，本来の視
> 力がどの程度かを確認しましょう.

1) 検査の様子を記録しよう

　視力検査では，患者さんの最良の視力を測定します.
そのため検査に時間をかけたり，視標を動かしてよく
見える場所を探したりします.

> **point**
>
> 神戸アイセンター病院では，周辺視で視力を測定し
> た場合や時間をかけた場合など検査中の特記事項
> は，その旨を診療録に記入することにしています.

必ず視標が見えていることを確認しながら，検査を行います．すぐ視標を見失うときは，見えている状態からそのまま後ろに下がり，まだ見えていることを確認してから視標を回転させます．それも難しいときは，見えている距離で上から次の視標を重ねて，検査後に換算します．たとえば2.5 mで視力0.6相当の視標が見えると結果は視力0.3です．ただし近距離の場合，屈折には誤差がでるので注意が必要です．

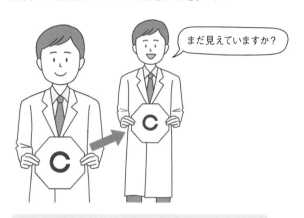

まだ見えていますか？

point

見えやすい眼の位置や顔の位置を探すような仕草があるか，ある場合はどのくらいの速さでそれを見つけられるか，などから視野異常の有無や偏心視をどのくらい獲得できているかを推測できます．

2) 視標の持ち方に注意しよう
　単一視標や近見用字ひとつ視力表は手持ちのため，ちょっとした傾きによって反射したり，逆に陰になったりして見えにくくなり，視力が下がることがありま

す．検査室に窓がある場合は，窓からの距離によって
も照度は変化します．ちょっとした照度の変化で視力
が変わるようなら，羞明や夜盲がないかを確認しま
しょう．

3）両眼開放視力を測ろう

視力検査では遮閉板で片眼遮閉しますが，それによ
り開放眼が散瞳し，収差や調節の影響で視力が低下す
る場合もあります．また，潜伏眼振がある場合は，検
査結果が悪くなりやすいです．遮閉に偏光板を用いる
か，非検査眼に強い凸レンズを入れて両眼開放下での
視力を測定しましょう．

4）眼鏡やルーペの状態を確認しよう

日常での見え方を把握するうえで，所持眼鏡やルー
ペがあるときは，それらを使っての視力検査を必ず行
いましょう．その際，レンズの度数だけでなく，汚れ
やフィッティングも必ず確認しましょう．ロービジョ
ンの患者さんは自身で確認することが難しいこともあ
るため，汚れを落とすだけで見え方が変わるときがあ
ります．

---

point

複数の眼鏡を所持している場合は，使い分けができ
ているかも確認しましょう．本人だけでなく家族や
ヘルパーさんに聞き取りをすることもあります．眼
鏡ケースに大きな字で「読書用」「外出用」などと
記載している人もいます．

---

5) 許容度数範囲を知っておこう

屈折矯正では，ある程度まで進めると多少の度数の変化では見え方の差がわからなくなります．自覚を頼りに矯正をする場合「どちらの度数でも見え方は変わらない」という許容範囲があるのです．

視力と屈折許容度数範囲

視力	許容範囲（D）	視力	許容範囲（D）
1.0	0.07	0.1	0.7
0.5	0.14	0.05	1.4
0.3	0.23	0.02	3.5
0.2	0.35	0.01	7.0

眼屈折力 60 D，瞳孔径 4 mm の場合．　　　　　　（文献 1 より引用）

許容範囲は視力が低いほど広いので，ロービジョンの患者さんでは自覚的な見え方の良し悪しに頼っての屈折矯正には限界があるということを知っておきましょう．この許容範囲は，瞳孔径や屈折異常の種類と程度によっても異なります．

参考文献　1）川端秀仁：ロービジョン患者の屈折矯正（眼鏡）．OCULISTA 15：35-43, 2014

point 自覚的屈折検査は手早くしよう

自覚的屈折検査にあまり時間をかけすぎると，患者さんが疲れてしまいます．行き詰まったときは，MNREADを用いて読書速度を検査したり実際に見たいものを見てもらうなど，環境を変えて確認してみましょう．

6) 視力は屈折とあわせて考えよう

たとえば RV＝(0.3×S−6.5 D)の患者さんの場合，右眼矯正視力（0.3）という情報だけでは新聞本文の読みは難しいと思われます．しかし屈折値から，裸眼でピントの合う距離が15.4 cmであり，対象物を焦点距離に近づけることによりピントが合ううえに，30 cmの約半分の距離であることから，2倍程度の拡大効果が得られることがわかります．そのため裸眼で新聞を近づけることにより，文字は読めそうだ，と推測できます．

7) その他に知っておくべきこと

■ 優位眼を調べておこう

優位眼とは，日常で主として使うほうの眼（利き目）です．ホール・イン・カード試験が，優位眼の定性に簡便で有用です．

point ホール・イン・カード試験

中心に穴をあけたカードを通して対象物を見せます．その際に使っている眼が優位眼です（p.104参照）．

■ log MAR で視力を把握しよう

　小数視力とは，識別できた最小分離閾の逆数であり，各段階の変化幅は均等ではありません．たとえば 1.0 から 0.9 への変化と 0.2 から 0.1 への変化は，同じ 0.1 の差ですが，前者が 10% の低下に対し後者は 50% の低下です．段階ごとの変化幅が同じなのが，最小視角を対数で表示する log MAR です．身体障害者手帳認定における視力障害 4 級と 5 級の境界となる 0.1 と 0.2 の間の視力については，小数視力より log MAR 視力のほうが詳しく評価できることや MNREAD などとも比較できることから，視力を log MAR 値で把握しておくとよいです．

小数視力・log MAR 対応表（青字は参考値）

小数視力	log MAR	小数視力	log MAR	小数視力	log MAR
2.5119	−0.4	0.4	0.398	0.0398	1.4
2.0	−0.301	0.3981	0.4	0.0316	1.5
1.9953	−0.3	0.3162	0.5	0.03	1.523
1.5849	−0.2	0.3	0.523	0.0251	1.6
1.5	−0.176	0.2512	0.6	0.02	1.699
1.4	−0.146	0.2	0.699	0.0200	1.7
1.3	−0.114	0.1995	0.7	0.0158	1.8
1.2589	−0.1	0.1585	0.8	0.0126	1.9
1.2	−0.079	0.1259	0.9	0.0100	2.0
1.1	−0.041	0.1000	1.0	0.009	2.046
1.0000	0.0	0.09	1.046	0.008	2.097
0.9	0.046	0.08	1.097	0.0079	2.1
0.8	0.097	0.0794	1.1	0.007	2.155
0.7943	0.1	0.07	1.155	0.0063	2.2
0.7	0.155	0.0631	1.2	0.006	2.222
0.6310	0.2	0.06	1.222	0.00501	2.3
0.6	0.222	0.0501	1.3	0.005	2.301
0.5012	0.3	0.05	1.301	0.004	2.398
0.5	0.301	0.04	1.398	0.00398	2.4

　log MAR を測定するために，ETDRS チャートがしばしば使用されます．ETDRS チャートを使った視力検査と小数視力表での検査では方式が違うため，log MAR を知るために小数視力から計算式で換算したとしても両者が必ず同じ値になるとは限りませんので注意が必要です．

◎ ETDRS チャートでの視力測定方法

　①4 m の距離で視標を見せます．

　②時間をかけてでも可能な限り正確に，最上段から読んでもらいます．ランドルト環の場合は方向を答えてもらいます．

　③5 文字のうち 1 文字でも読める場合は読んでもらいます．

　④測定に使用するチャートは左右眼で変えます．

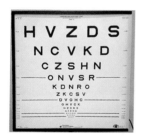 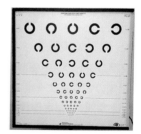

point

4 m の距離で最上段の大きな文字が見えない場合は，視力台を 1 m に近づけて検査します．それでも見えない場合は，ほかの方法での評価が必要です．

• 視力の判定

5 文字すべてを読めた最小の視標の値を基準とし

て，読めない文字がある段のうち，読めた文字数に0.02をかけた数を基準値から引きます．

たとえば，log MAR＋0.3がすべて正解でlog MAR＋0.2が2つ正解であれば，＋0.3－(2×0.02)＝＋0.26が視力値です．なお1 mで測定した場合は，結果に＋0.6を加えた値が視力値です．

■ **コントラスト感度を測定しておこう**

コントラストとは対象と背景の明るさの相対的な違いであり，コントラスト感度検査では，明暗の差をどこまで詳細に弁別できるかを調べます．

コントラスト感度は，日常行動との関連が報告されています．特に高周波領域の感度の低下は，文字などの細かなものを見るのに支障をきたします．それに対し中間周波数領域の感度の低下は歩行や動作に，低周波数領域の感度の低下は建物や人物などより大きなものの認識に支障をきたします．コントラスト感度の測定には，主に次の2つの方法があります．

◎ **文字コントラスト感度**

視標の大きさは一定で，コントラストが変化します（p.85参照）．測定器種によっても違いはありますが，呈示された文字全部のうち何文字読めたか，文字数を記録するものが多いです．

◎ **縞視標コントラスト感度**

鮮明な縞模様ではなく正弦波として濃淡が連続的に変化する縞模様を用いるため，周波数領域別にコントラスト感度を評価することができます．測定装置CSV-1000では，X軸に空間周波数，Y軸にコントラスト感度を示す表に曲線を描出して状態を把握します．

通常の視力表では測定困難な患者さんの場合

1) Berkeley Rudimentary Vision Test (BRVT) で視力を確認しよう

　0.01 以下の視力を簡単に測定できるよう開発されたチャートで，視力を log MAR で表し 1.4 ～ 3.5（小数視力で 0.04 ～ 0.00125）までをほぼ等間隔で評価できます．国際パラリンピック委員会で，視覚障害者の視力評価の検査として公式採用されています．

■チャート

　Single Tumbling E card (STE)，Grating Acuity card (GA)，Basic Vision Function card (BVF) の 3 つがあります．BVF には WFP（1/2，1/4 が白の 2 種類）と BWD（片面が黒，片面が白の 2 種類）があります．

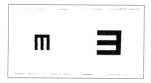

STE　　　　　　　　　　　GA

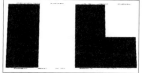

BVF (WFP)　　　　　　　BVF (BWD)

■ 測定方法

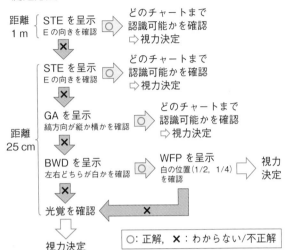

距離
1 m

STE を呈示
E の向きを確認
→ どのチャートまで
認識可能かを確認
⇨ 視力決定

距離
25 cm

STE を呈示
E の向きを確認
→ どのチャートまで
認識可能かを確認
⇨ 視力決定

GA を呈示
縞方向が縦か横かを確認
→ どのチャートまで
認識可能かを確認
⇨ 視力決定

BWD を呈示
左右どちらが白かを確認
→ WFP を呈示
白の位置(1/2, 1/4)
を確認
→ 視力決定

光覚を確認

視力決定

○: 正解, ✕: わからない/不正解

2) Teller Acuity Cards で視力を確認しよう

Teller Acuity Cards(TAC)では縞模様の位置を言葉
や指差しで答えることで視力を推定します. 眼の動き
からも判断できるため乳幼児にも使えます. 縞の間隔
と呈示した距離から 0.014 〜 1.3 の小数視力に換算
できますが, ランドルト環で測定した視力とは同等で
はないため, あくまで参考値として扱うのがよいです.

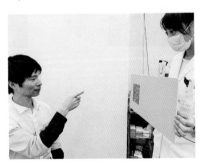

point

ランドルト環で視力が出なくても，TAC なら視力が出るということがあります．待合スペースでの様子や検査室に出入りする動作と得られた検査の値に乖離があるようであれば，確認してみましょう．

point

大きな中心暗点のある患者さんや高次脳機能障害のある患者さんの TAC を用いた評価では，小数視力と大きく異なる結果になる場合があります．

3) 瞬目テストで大まかに見えているかを確認しよう

被検者の眼前に検者の手指を突然近づけて，反射性瞬目が生じるか否かで，大まかに見えているかいないかを判断します．

point

瞬目テストでは音や風圧など視覚以外の刺激が混入しないよう，透明の板越しに手指を近づけるなどの工夫をするようにしましょう．特に意志疎通のとれない患者さんの検査に有用です．

4) 視力確認表の存在を知ろう

要介護認定の際に利用される，人差し指だけを立てている左手の絵です．通常は1mの距離で見せ，見えなければ眼前に置いて見えるかどうかを判断します．視力値の定量はできませんが，日常生活において視覚的な困難があるか，介助が必要なのかを大まかに把握するうえでは，有用です．

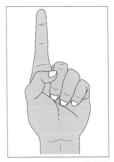

おおよそのサイズは縦16cm，横7cm.

● 視　野

視野検査の心得

視野が障害されると，日常生活全般に困難が生じます．この写真は左右同じ画像ですが，視野狭窄している右側の写真では何が見えているかもわかりません．このように比べてみると，視野障害が，いかに生活に影響があるのかがわかります．

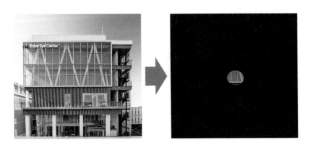

しかし視力障害と違い，視野障害は数値で表すことが難しいため「どの程度」の困難が生じているのかを説明するのは容易ではありません．

自身の困難を理解してもらえず苦しんでいる患者さんは，多くいます．それどころか見えていないことに本人も気づいていない場合があります．

ロービジョンの患者さんに接する医療従事者は，視野欠損の程度と部位から生活場面での困難を想定し，潜在的なニーズに対するアドバイスができるようになる必要があります．

point

視野狭窄のある患者さんに「歩くのが怖くないですか？」「すぐそばにあるものが見つけられず困ったことはありませんか？」などと質問すると「なぜわかるのですか！」と驚かれることがあります．それだけ今まで周囲に理解されず苦しんだということですが，そのような会話から患者さんとの信頼関係をつくることができます．患者さんが何に困っているか，ということを声に出して確認することも大切です．

静的視野検査の注意点
1）患者さんを安心させよう

視野が狭い場合，見えないことに焦って眼を動かしてしまい正確な検査ができないことがあります．見えない視標が出てくることや，見えなくても焦る必要はないことをあらかじめ説明しておき，患者さんに安心してもらうことで正確に検査することができます．

2) 身体障害者手帳申請の際，最高視標輝度に注意しよう

　手帳申請のための検査のなかで自動視野計を用いて 10-2 プログラムを行う際，26 dB 以上の点の数を数えます．ただしこれは "dB 値の計算は視標輝度 10000 asb を 0 dB としたスケールで算定する" という前提があります．ハンフリー視野計やコーワ自動視野計 7000/7700 型はそのまま 26 dB 以上の点を数えればよいのですが，オクトパス自動視野計 900 型は最高視標輝度が 4000 asb であり，換算が必要です．

動的視野検査の注意点

1) 視野の広さは正確に記録しよう

　特に身体障害者手帳の申請では視野の広さが重要となりますので，イソプタを描くときは反応のあった点（プロット）を確実につなぎましょう．また先端が太

い鉛筆だと範囲がわかりにくいので，削った鉛筆を使用しましょう．身体障害者手帳の申請では，イソプタの大きさのわずかな差で可否が分かれることがあるため，イソプタは正確に描く必要があります．そのためにも，プロットは小さくつけたほうがよいです．

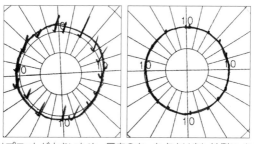

左はプロットが大きいため，反応のあった点より少し外側にイソプタが描かれてしまい，視野の範囲が過大に評価されています．右はプロットが小さいため，イソプタは反応のあった点で正しく描かれています．

point

暗点などがあり視野の形が複雑になると，どのイソプタがⅠ/4で，どれがⅠ/2なのかが把握しにくくなります．神戸アイセンター病院では，Ⅰ/4eは赤，Ⅰ/2eは青の色鉛筆を用いてイソプタを描くようにしています．

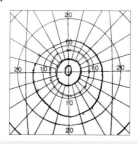

2) 偏心視に注意しよう

　身体障害者手帳の申請では，中心 10 度内に I/4 が存在しない場合はその他の場所に I/4 が存在していたとしても，周辺視野角度の和を 80 度以下として扱います．I/4 が存在しないということは I/2 も存在しないため，中心視野角度は 0 度です．しかし中心 10 度内に I/4 がわずかでも存在する場合は，連続している I/4 イソプタすべての範囲の角度の計算が必要です．

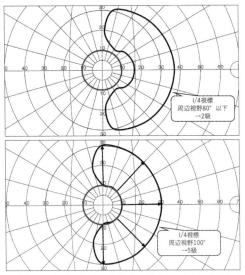

　たとえば他眼を失明と仮定した場合，上の視野は視野 10 度を示す赤い円内に I/4 も I/2 も存在しないため周辺視野角度 80 度以下，中心視野角度 0 度という扱いとなり 2 級相当です．しかし，下の視野は赤い円の 10 度内に I/4 が存在するために，すべての広さを計算します．周辺視野角度が 100 度ですから，I/2 の広さによらず 5 級相当です．

　偏心視によって視野が本来の位置よりも中心に寄ってしまった場合は，正確な評価ではなくなるので注意しましょう．

3) 暗点チェックの際は視標に注意しよう

　身体障害者手帳の申請では，暗点（マリオット盲点も含む）がある場合はその広さを視野角度から除いて計算します．直径 20 度の視野角度があっても中に 5 度の暗点があれば，視野角度は 15 度です．ただし除けるのは周辺視野角度であれば I/4 以上，中心視野角度では I/2 以上の暗点です．周辺視野角度を計算するにあたり，I/4 のイソプタの中にある I/4 の暗点の視野角度は除けますが I/3 の暗点は除けない，つまり暗点がないのと同じ扱いとなりますので注意しましょう．

> ## point
>
>
> V/4 の暗点があればその分は周辺視野角度から除くことはできますが，I/4 よりは狭いです．視野障害が過小評価されるため，暗点チェックは可能な限り I/4 と I/2 の広さも測定することが望ましいです．

4) 中心 2 度の視野に注意しよう

　ゴールドマン視野検査の中心 2 度は固視灯があるため測定できません．中心の視野が非常に狭い人をゴールドマン視野計で測定する際は，それを見落とさないように注意する必要があります．視野検査の結果で大きな中心暗点であるにもかかわらず，ある程度の視力が得られた場合は，中心視野に見える小さな範囲が残っている可能性があります．この場合は中心視野の評価に影響が出ることがあるので注意しましょう．

point

矯正視力 (0.3) 程度の視力が出ているなら，中心付近に視野があるはずです（中心窩での視力を 1.0 とすると，5 度離れると 0.3，10 度離れると 0.2，20 度離れるとおおよそ 0.1 になります）．また，中心視機能の推測に OCT などの画像所見が参考になることもあります．アムスラーチャートや M-CHARTS で中心が見えるかも参考にできます．

視野検査の結果からわかること

1) ハンフリー視野計 10-2 プログラムは読書困難の予測ができる

　ハンフリー視野計 10-2 プログラムは中心部を 2 度間隔で測定できるため，ハンフリー視野計 30-2 プログラムやゴールドマン視野検査などでは検出できない小さな暗点や有効視野を検出できます．中心 10 度内に暗点がある場合，読み進める場所が暗点で隠れる，改行の際に文頭を見つけることが困難になる，などによって読書速度が低下します．そのため特に水平方向の暗点は横書きの，上下方向の暗点は縦書きの文章で影響が大きくなります．

■読書速度低下への対処

　対処としては，下方視野欠損の場合，縦書きの文章を横にすると読み速度が上がるという報告があります．また，改行が苦手な場合は読み終わった際，目線を斜めに動かすのではなく，そのまま同じ行の文頭まで目線を戻してから下の行を読むと，続きの文章を見失いにくくなります．

外はとてもよく晴れて
気持ちがいいので犬を
つれて散歩に出ました

point

視野検査から読書困難を予測することも大切です
が，視力が良い，あるいは視野検査で明らかな視野
異常がないにもかかわらず読書困難を訴える患者さ
んには，一度，読字に必要な中心部を詳細に測定す
る10-2プログラムで検査をしてみましょう．

2) 両眼開放エスターマンテストは歩行困難の予測ができる

視野障害は，歩行時には視力障害以上に困難をきた
します．視野のなかでも移動速度に最も関係するのは
中心視野と下方視野であり，障害物に衝突する頻度に
関係しているのは中心視野です．

両眼開放エスターマンテストでは，中心および下方
に多くの測定点があり，どの点が見えにくいのかを把
握することで，歩行困難が予測できます．また，視野
が40度以内になると歩行に何らかの影響があり10
度以内になると移動はきわめて困難になります．

point

両眼開放エスターマンテストは原則裸眼で行いますが，日常視を把握するために，常用眼鏡を装用して検査することもあります．両眼で行う検査であるため，患者さんの日常視での大まかな視野を把握することができます．

その他に知っておくべきこと

1）視角を用いてわかりやすく説明しよう

　視野が 10 度に狭窄すると，読み書きが困難になるといわれています．しかし，"視野が 10 度"と患者さんやその家族に伝えても，具体的にイメージすることは難しいものです．

　視角 1 度は 57.3 cm 離れたところの 1 cm に相当します．つまり視野 10 度は，おおよそ 60 cm 離れたところの直径 10 cm の円になります．説明するときには，実際に見えている範囲を理解しやすい数値にして伝えることが必要です．

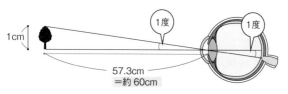

30 cm 離れたところでは視角 1 度は約 5 mm.

point

腕を伸ばして握った拳の大きさが，視野 10 度くらいで見える範囲です．患者さんが自分の見え方を人に説明するためにも，具体的な例での説明は大切です．

家族には，シミュレーションマスクを着用し視野異常を体験してもらうと，その不便さをわかってもらいやすくなります．

2) 中心固視 0.1 と偏心視 0.1 の違いを知ろう

中心暗点がある場合，中心窩ではない最も感度の良いところで見る，つまり偏心視することで暗点のある中心で見るよりも楽に対象を認識することができます．

しかし，中心視と違い偏心視では，視力以外でも以下のような不利な点があります．

- 色の認知が苦手
- 一度に認知できる文字数が少ない
- 追従運動が容易ではない
- 読み分けが困難になる　　　　　　…など

偏心視をすると中心固視とは見え方が異なることは説明しておきましょう．また，偏心視をして相手の顔を見ると「目線が合わない」と相手が戸惑うことがあることも説明しておきましょう（p.106 参照）．

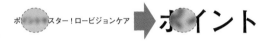
通常の視野検査では測定困難な患者さんの場合

　意思疎通が難しいなど，通常の視野検査が困難な場合は握手視野が有用です．大まかな視野の把握ではありますが，大きな視野欠損であれば検出が可能です．

●握手視野

「握手しましょう」と言って手を差し出します．認知症があるような患者さんでも，たいていは握手をしてくれます．

　最初に正面で握手したあと「次はこちらも」と言って反対の手を出し，その後もわざと高い位置や低い位置から手を出して，その手を見つけられるかで大まかな視野の広さを判断します．

● 読書速度

読書速度検査の心得

●「読み速度」は one and only

　視覚に障害がある患者さんで最も多いニーズが「文章を読みたい」です．「読む」という行為は余暇としての読書だけではなく，仕事や生活における情報収集や，学習に不可欠なものです．しかし「読む」ことについての困難の度合いは，「見る」ことの評価である視力やコントラスト感度だけでは評価が不十分です．また，実際に読む文字の大きさや字体はさまざまで，検査で使用するものとは異なっています．

　読書速度の測定は，活動能力のレベルを直接評価することができるため，ルーペなどの補助具を選定する際は最も参考になる検査です．

---

point

患者さんのニーズが「読む」ことであった場合は，必須の検査です．日本語の読字には"横書き"と"縦書き"があり，視野によっては得手不得手がありますので，その患者さんが読みたい文章は何かを聞いたうえでどちらか，あるいは両方の文章を用いて検査しましょう．

読書速度から推測できること

1）墨字による学習が可能か

　就労や学習などの社会活動をするうえで「読む」ことは重要です．しかし，まずは印字された墨字の文章を実用的に読むことができるのかの判定が必要になります．その速度が遅い場合は効率が悪くなり疲れてしまい，日常的に「読む」ことが結果的に難しくなります．

> ## point
>
>
>
> 平均的な読書速度はおおよそ 300 文字/分といわれています．200 文字/分を切るとフォローを検討しましょう．ただし，読書速度は視機能以外の個人差も大きいので，あくまでこの数値は参考程度と理解しましょう．

　文字の拡大などの適切なフォローを行ってもなお十分な読書速度が得られない場合は，音声を使った情報収集や点字を習得し併用することなどを検討したほうがよいでしょう．

> ## point
>
>
>
> 音声か墨字かではなく，使い分けるのも一つの方法です．音声を使った情報収集は，特に見えている患者さんはためらいがちなので，スマートフォンのアプリやデイジー図書などを紹介し，実際の体験を通して検討してもらいましょう．

　墨字による学習が困難な子どもの場合，点字による教育を受けることになります．どの程度の視力まで墨字学習が可能かの目安としては，視覚特別支援学校（盲学校）において両者の割合が逆転するのは矯正視力（0.02）という報告[2]があります．ただし，同報告では指数弁の人のうち15％が墨字学習を行っていると述べられており，個人差が非常に大きいことを念頭に置く必要があります．視力だけで判断はせず，実際に文字が読めるかどうかの確認をしたほうがよいでしょう．

point

現在の視力が良くても，今後低下していく可能性がある場合は，見えていても低年齢のうちから点字学習を始めると習得がしやすくなります．

point

点字の習得は，大人になってからは難しいことが多い一方，スマートフォンなどのデジタルデバイスを使用した「音声による情報取得」や「音声による記録」は身近で，手軽に行えます．視覚障害者情報提供施設（点字図書館）でも多くの録音図書を取り扱っています．

参考文献　2）池谷尚剛，柿澤敏文，小野尚子，他：全国盲学校児童生徒の視力と使用文字との関係－1995年度調査を基に－．岐阜大学教育学・心理学研究紀要 13：23-30，1996

2) 必要な倍率（度数）はいくつか

読みにくくなる境界の文字サイズ（臨界文字サイズ）と読みたい文字のサイズを比較することで，何倍のルーペが必要なのか，眼鏡の度数はどのくらいなのか，おおよその見当をつけることができます．逆に，今使っているルーペや眼鏡で，臨界文字サイズに足るだけの拡大ができているかの確認もできます．

> 例）臨界文字サイズ：視距離 30 cm，1.1 log MAR
>   （35 point）の患者さんが 10 point の文字を読
>   みたい場合
> • 35/10，つまり 3.5 倍の拡大が必要 ➡ 30 cm の
>   1/3.5 の距離，つまり 8.57 cm にピントを合わ
>   せる
> • 具体的な度数 ➡ 100/8.57 = 11.7 D
> • 必要なルーペや眼鏡 ➡ 正視の患者さんなら 12 D，
>   －4 D の近視の患者さんなら 8 D

なお，ルーペの度数は 8 D が一般的ですが，メーカーによっても多少の違いがあるためレンズメータで測定するとよいでしょう．

---

point

計算で得られた値はあくまで理論値です．得られた値の度数を検眼枠に入れて再度読書速度を測定し，目的の文字サイズがスラスラ読めていることを確認しましょう．なお，臨界文字サイズよりも少し大きな文字のほうが読みやすいこともあるので，理論値より少し強めの度数も試してみるとよいでしょう．

point

視力 0.1 で読める文字サイズは，ひらがなで
5 mm，漢字で 10 mm 程度です．MNREAD など
がない場合でも，視力と読みたい文字のサイズから
倍率を推定できます（1 point ≒ 0.3514 mm）．

3）患者さんの「読み」にはどのような特徴があるか

読み速度の検査では，読みの特徴を把握することができます．加えて，自分が最も読める条件や逆に読みにくい条件を体験することができます．たとえば，視野狭窄では拡大のし過ぎによって読書速度は低下しますが，適度な拡大であれば読書速度が向上します．「どの程度の拡大が最適なのか」は，似た視機能であっても人によって異なります．一方中心暗点では，最

> 快晴の日の昼下がりに
> 洗たく物がひらひらと
> 風にふかれていました

文末を飛ばしてしまいます．
視野欠損？
あわてて読む性格？
両方？

も大きい文字サイズの読書速度が一番速いという結果になることがあります．この場合，距離を近づける，外部モニタへ出力するなどのさらなる拡大で，読書速度がいっそう上がることがあります．

また，読み飛ばしや改行の困難など，視機能だけでなく患者さんの性格も加えた評価を行うことができます．

point

読書は，一度に視野に入る文字数が5文字より少なくなると困難になることがわかっています．高倍率のルーペなどを使用すると視認性は良くなりますが，視野狭窄の場合，読書速度は低下する可能性があるので，「見やすいか」ではなく「読みやすいか」の確認をすることが重要です．

4) どのようなときに読みやすいか

　環境を変えて結果を比較することで，患者さんにとって読みやすい読書環境を知ることができます．たとえば，読みやすい条件について「背景は白？黒？」「使う眼は右眼？左眼？」「両眼？単眼？」「遮光眼鏡はあり？なし？」「タイポスコープはいる？いらない？」などを"数値"で判断できます．

point

「どのくらい読みにくいか」「どうすれば読みやすくなるか」を具体的に示すことができるのもMNREADのメリットです．学校や職場で配慮を希望する場合の具体的な提案につながります．

point

患者さん本人の自覚と読書速度が速くなる条件とが一致しないという報告もあるので，環境を変えて測定することは重要です．

5) 書字は困難か

読書速度の検査は，文字通り読むことの評価に使われますが，書字についても関連があるという報告があります．特に，最大読書速度と読み書きの不自由度は負の相関関係があります．

MNREAD の基本情報

MNREAD は読書速度を測定するのに用いる代表的な検査で，以下の 3 つの情報が得られます．

①文字をどれだけ速く読めるか
（最大読書速度：MRS）
②読みにくくなる境界の文字サイズ
（臨界文字サイズ：CPS）
③ぎりぎり読めるか読めないかの文字サイズ
（読書視力：RA）

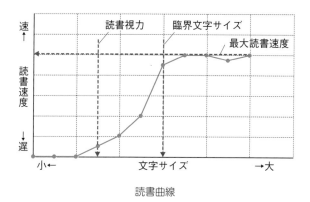

読書曲線

また，MNREAD の検査用紙には log MAR のほか
に次に示す結果が印字されており，眼鏡処方などの参
考になります．

- 新聞を読むのに必要な拡大率（M size）
- 文字のポイントサイズ（pt size）
- 30 cm 視力（D.A.）

MNREAD™ ACUITY CHART J 3

M size 8.0　pt size 55

D.A. for 30cm (12 inches) 0.05　logMAR 1.3

外はとてもよく晴れて
気持ちがいいので犬を
つれて散歩に出ました

記載されている log MAR などの値は，30 cm 測定時のもので
あるため，それ以外の距離で測定する際には補正が必要です．

iPad 版 MNREAD の使い方

1）必要なもの

①書見台
② iPad（MNREAD のアプリ）
③定規（メジャー）
④プリンタ
（⑤記録用紙）

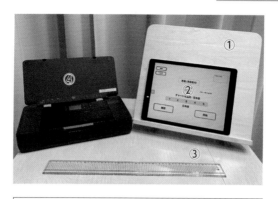

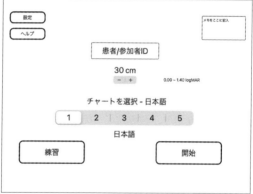

読み速度を検査することができるアプリ．日本語は「仮名交じり文」「ひらがな単語」の２つが販売されています．
〔アプリ名：「MNREAD」（iOS デバイス向け），販売元：Regents of the University of Minnesota〕

point

iPad は見る角度で画面の輝度が変わるので注意しましょう．また，周囲の明るさで画面輝度を自動補正する True Tone 機能は off にして，画面の明るさを固定しましょう．

2）説明・練習

　30 cm の視距離に iPad を設置します．矯正も30 cm に合わせておきます．画面の『練習』をタップします．次の画面では無地に文頭の位置を示す"「"が表示されますので，その位置から文章が表示されることを患者さんに説明します．『開始』をタップして文章を表示させ，声に出して読んでもらいます．

> **point**
>
> 正確な検査のために「可能な限り速く読む」「読み返しをしない」「文章の意味を考えずに，1 文字でも読めそうな文字があれば読む」を強調します．

　読める文字サイズの読書速度をできるだけ上げることで，結果が安定し，読みにくくなった文字サイズの判断が容易になります．

> **point**
>
> 最大読書速度や臨界文字サイズは，プログラムに沿って自動で計算されます．ただし，読書速度が安定しないと検者の感覚とは違う数字で算出されますので注意しましょう．

　次の文章を表示して再度音読してもらい，「字がどんどん小さくなること」「読みにくくても画面に近づかないこと」を確認しながら練習します．

point

MNREAD は 30 cm の視距離で検査をするのが基本です．しかし，最低 3 文程度はスラスラと読めないと臨界文字サイズがわかりにくいため，最初の文章でもすんなりと読むのが難しいようなら距離を近づけます．

3) 検査開始

　検査の方法を正しく理解できていることが確認できたら，検査を開始します．

　距離や表示（白黒反転するか）の設定，使用する文章セットの指定をしたら，『開始』をタップします．

　患者さんが読み終わったら画面の右半分をタップします．『開始』のタップから読み終わりのタップまでの時間が記録されます．

　次の画面で誤読した文字数を入力し『継続』をタップします．誤読した文字数だけでなく位置，改行時の手間取り方にも注意を払います．どのような点が読みにくさの原因になっているかを気にかけておくことが重要です．

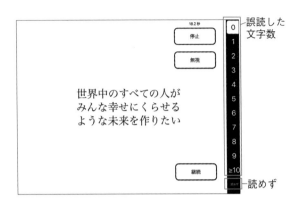

誤読した文字数

読めず

「文章の表示 → 音読 → 誤読した文字数のチェック → 次の文章の表示」を完全に読めなくなるまで繰り返します．読めなくなったら誤読した文字数を入力する数値の一番下にある『読めず』をタップして上の『停止』をタップすると読書曲線が描出されます．

　なお，その文書だけうまく読めなかったときや，誤ったタイミングで画面をタップして不正確な読書速度が記録されたときなどに『無視』をタップします．そうすることで，結果の読書曲線からその文書の読みデータを省くことができます．

4) 結果の振り返り

　読み返しが多かったり，検査結果があまりに安定しなかった場合は，再検査を検討します．

point

患者さんに，自身の読みの特徴や読みやすい環境・距離をフィードバックしましょう．読み飛ばしをする場合は，目線の使い方（p.28 参照）を伝え，その方法でも測定してみましょう．

5) 条件を変えて再検査

白黒反転，検査距離を変えるなどして再度検査を行います．読書曲線の変化を見てその人にとっての読みに最適な環境を探ります．

> ## point
>
> 眼鏡度数の選定や白黒反転効果の確認で再検査を行う場合，基準となる1回目の検査の臨界文字サイズ付近から行い，比較するという方法もあります．ただし，MNREADは患者さんの慣れが必要な検査なので，信頼性を確認したい場合は最初から行うとよいでしょう．

> ## point
>
> MNREADのかな版は小学校高学年未満に推奨されていますが，練習の際に通常版とかな版のどちらがよいのかを患者さんに確認しましょう．

6) 検査チャートセット

MNREADは，印刷された検査チャートを使用する検査セットもあります．ただし読みにかかった時間の測定および誤読した文字数を加味した読書速度の算出，読書曲線の描出などは検査者が行います．2024年時点では，iPad版MNREADには横書き文章しかないため，縦書き文章の読書速度を検査したい場合は検査チャートセットを入手しましょう．

MNREAD の注意点

　MNREAD を用いた読書速度検査はロービジョンケアを行うにあたって重要ですが，注意点もあります．

1) 音読による評価であること

　日常における読書は黙読がほとんどです．音読は遅いが黙読は速いという可能性もあります．

2) 読字は視覚以外の影響が大きいこと

　単語の羅列ではない意味のある文章を読む際は，知識や慣れなど視覚以外の要因が読書速度に及ぼす影響を考慮する必要があります．

3) 文章が短いこと

　MNREAD の文字数は 30 文字です．長文を読む際は眼の疲れなどの影響を念頭に置く必要があります．

　MNREAD で得られる結果は読書能力のすべてではないということを念頭に置いたうえで，得られる読書曲線から「患者さんにとって一番速さがでる環境はなにか？」を調べることが，この検査の最も重要な目的です．

point

見えにくい人にとって読む（見る）検査の負担は大きいものです．疲労の影響に注意しましょう．検査が多い，あるいは長時間にわたる場合には，正確な評価のためにも日を改めてもらうことも必要と心得ましょう．

視覚補助具を的確に選定しよう

● 補助具の話の前に：拡大のしくみ

視覚タスクとそれに必要な見えの大きさ

直線の道を遠くからこちらへ向かってくる人がいるとします．ある地点までくると，何かが存在していることがわかり，さらに近づくと人間の形だとわかる，そしてもっと近づくとそれが誰だか認識できるようになるでしょう．

原理的には，網膜に投影される像が拡大していくなかで，ある大きさで形の認識に必要な視覚情報が，さらに拡大されて顔の認識に必要な視覚情報が受け取れたわけです．それぞれ，向かってくる人にぶつからないよう進行方向を調整する視覚タスクに必要な大きさ，会って挨拶する視覚タスクに必要な大きさという"日常のタスク"と紐づけることができます．

1) 日常のタスクと必要な網膜像

　どの大きさに見えるかは，網膜に映った大きさで決まります．視覚タスクの内容と観察している眼の解像度（視力など）によって，必要となる網膜像の大きさは異なります．

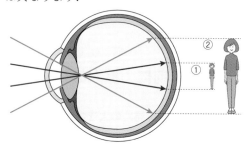

たとえば，進路調整タスクに必要な人影だとわかる網膜像の大きさ（①）と挨拶するために必要な顔認識ができる網膜像の大きさ（②）は異なります．
※実際は，網膜には上下左右逆に投影されています．

　必要な網膜像は，眼の解像度によって違います．鷹のような高解像度の眼であればより小さな網膜像で顔の見分けまでできますし，病気で視力が下がった眼では解像度が低く，必要な視覚情報を得るのにさらに大きな像が必要になります．

　ロービジョンの状態で日常のタスクをこなすには，そのタスクのためにどの大きさの像が網膜に届く必要があるのかを個人ごとに確認し，像の拡大方法を選ぶプロセスが必要であることがわかります．

point

ロービジョンケアの第一歩！「どの大きさで網膜に映ると目的達成？」の観察

2) 同じ大きさに知覚するということ

「見える」の出発点は網膜です．見える大きさ・色・コントラストはそれぞれ網膜に投影された光情報が原材料なので，たとえば外界の実物がどの距離にあろうと網膜上で同じ大きさに映った像の見えは同じ大きさに知覚されます（大きさの恒常性といわれる心理的な見えの効果はここでは横に置くことにします）．

　視距離と物体の大きさ（長さ）の比率が同じなら，網膜像の大きさは同じ（視角が同じ）になる法則があります．10 cm 先にある 1 cm の物体は，100 cm 先にある 10 cm の物体とも，5 cm 先にある 0.5 cm の物体とも網膜の上では同じ大きさということです．

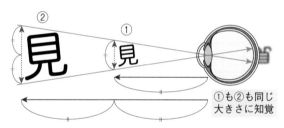

①も②も同じ大きさに知覚

同じ大きさの見えにするには，
距離が 2 倍離れたら文字も 2 倍に大きくすればよい．
文字が 1/2 に小さくなったら距離も 1/2 に縮めればよい．

point

視距離と物体の大きさ（長さ）の比率が同じなら，見えの大きさは同じ（＝網膜像の大きさは同じ…同じ網膜像，同じ視角）．

文字の拡大の考え方

　ロービジョンケアでは，文字を必要なレベルまで拡大したいというニーズが高いです．「このサイズならスラスラ読める」という一場面が得られたら（実際は読書検査で評価することが多いですが），そのときの視距離と文字サイズ（cm，point）を記録します．実際に患者さんが読みたい文字との比率をとったら，その比率に応じて視距離を縮めれば，網膜像がスラスラ読めたときと同じ大きさになるので，目的の文字も同様に読めることになります．もちろん，距離を変えずにその比率に応じて文字を拡大しても同じです．

---

point

point は印刷文字の大きさの単位です．1 point は，おおよそ 0.35 mm 角にあたります．パソコン画面上の文字は画面の大きさや解像度で実際の文字サイズが変わりますので，表示される point 数は相対値であると理解しましょう．

● 拡大鏡

拡大鏡の選定（近くのものを拡大する）

　拡大鏡は"まず試してみる"手軽な拡大補助具です．手軽とはいえ，眼の屈折状態や併用する眼鏡を考慮する必要があり，眼科は選定場所として最適です．

　選定の大まかな流れは，①読みやすい文字サイズを
知る ➡ ②拡大鏡の度数(D)を計算 ➡ ③試用 ➡ ④デ
ザインを選定 ➡ ⑤使い方のコツや工夫を説明，です.
順を追ってポイントをつかんでいきましょう.

1）読みやすい文字サイズを知る

　さまざまなサイズの文字で読みやすさを比較して，
患者さんに適した文字サイズを見つけます. 既存の本
や雑誌を利用するのも一案ですが，患者さんが読んで
いるところを実際に観察しながら読書速度を測定でき
る MNREAD（p.39 参照）の利用がお勧めです. 文
字サイズによる読み速度の違いが比較でき，それらを
眼振，片眼・両眼，反転表示，グレア光の有無，縦書
き・横書きなどの条件で比較することもできるからで
す.

> **point**
>
> 読書速度を測りながら「読みやすい文字サイズ」を
> 把握しましょう.

　最大の読書速度が出る（読みやすい）サイズのなか
の，できるだけ小さい文字サイズが目指す拡大サイズ
です. より小さいサイズを目指す理由は，補助具を通
した視界内に可能な限り多くの文字数を映したいの
と，拡大率の低い補助具のほうがより扱いやすいから
です.

■**読書速度の結果と必要な拡大レベル**

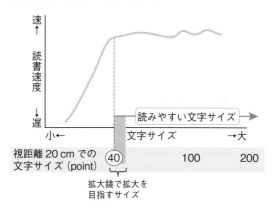

速
↑
読書速度
↓
遅

小←   文字サイズ   →大

読みやすい文字サイズ →

視距離 20 cm での
文字サイズ（point） ④⓪   100   200

拡大鏡で拡大を
目指すサイズ

　たとえばこの場合，視距離 20 cm で 40 point か，それより少し大きな文字が目指す拡大サイズとなります．

■**注　意**

　読みやすい文字サイズは網膜像でとらえ，文字サイズ（point, cm）と視距離（cm）のセットで理解しましょう．視距離 20 cm の 40 point，40 cm の 80 point，2 m の 400 point は同じ視角で同じ見えのサイズ（つまり，同じ大きさの網膜像）です．

point

目指す拡大サイズは，最大読書速度で読める最小の文字サイズ！　サイズは網膜像（視角）でとらえて！

2) 拡大鏡の度数（D）を計算

　拡大鏡の基本原理は「接近視」です．細かいものを確認するときなど，日常誰もが無意識にする「対象に

眼を近づけてわかるところまで網膜像を大きくする」
動作が基本で，拡大鏡は，その近づいた対象にピント
を合わせるための道具というわけです．特殊な使い方
は後述するとして，まずはシンプルな場面設定で解説
を進めます．

■ 視距離 20 cm で最大読書速度で読める最小の文字サイ
   ズが 40 point の場合

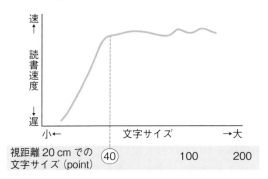

患者さんが日常生活で読みたい文字サイズが
10 point だった場合，次の考え方で計算します．

- 視距離 20 cm では，読みやすい文字は読みたいサ
  イズの 4 倍（40/10 ＝ 4）
  ➡ 視距離 20 cm で 10 point を見ていたときより網
    膜像を 4 倍にしたい
  ➡ 距離が 1/4 になるまで接近すればよい
  ➡ 20 cm ×（1/4）＝ 5 cm まで近づけば，読みたい
    文字サイズが読みやすいサイズになる
  ➡ 5 cm を明視するのに必要な屈折力は 20 D（＝
    100 cm/5 cm）
  ➡ 正視（あるいは遠方矯正済）の場合は，20 D の
    拡大鏡を選ぶ

> **point** 拡大鏡は，必要な接近視の距離に
> ピントを合わせる凸レンズ！
>
> 視距離 A cm で読みやすい文字サイズ B (point,
> cm) の眼が，C (point, cm) の文字サイズを読むの
> に必要な拡大鏡の度数（D）は，100/〔A × (C/B)〕
> で導きます．〔A × (C/B)〕cm は，必要な拡大が
> 得られる接近視の距離です．

　同じ式を少し展開させると，

$$\left(\frac{100}{A}\right) \times \left(\frac{B}{C}\right)$$

となります．視距離に焦点をもつ屈折値（100/A）に，
「読みやすい文字サイズ / 読みたい文字サイズ」（つま
りその距離で見るとしたら何倍に拡大したらよいか）
の計算値をかければ拡大鏡の度数（D）が求められる
ということです．前例でいうと，視距離 20 cm に焦
点をもつ屈折値は 100/20 = 5 D，それに 40/10 =
4 をかけると，5 × 4 = 20 D となり，読みたい文字
に 20 D の拡大鏡を用いることで読みやすい文字サイ
ズに到達します．

> **point** 拡大鏡の簡便な計算方法
>
> 必要な拡大鏡の度数 (D) ＝視距離に焦点をもつ屈折
> 値×(読みやすい文字サイズ / 読みたい文字サイズ)

■屈折異常や調節力がある場合

　遠用眼鏡はかけずに，屈折異常を残したまま拡大鏡を使う場合は，拡大鏡の度数に眼の屈折矯正分を含める必要があります．たとえば，−3Dの近視のまま裸眼で，あるいは正視に＋3Dの近用眼鏡をかけながら拡大鏡を使うときは(計算値−3)D，＋3Dの遠視が非矯正のままの場合は(計算値＋3)Dという具合です．したがって，調節力がふんだんにある子どもや強い近視非矯正眼は，そうではない眼に比べ，一見低倍率の拡大鏡を使って同じ拡大像を得ることになります．

> ## point
>
> 眼の屈折（調節，屈折異常，近用眼鏡装用）と拡大鏡の屈折の合算が，計算された拡大鏡の屈折度数となるように微調整を！

3) 試　用

■お試しは眼に拡大鏡を近づけて焦点に合わせて

　前述の計算は，①拡大鏡を近用眼鏡のように眼に近づけて，②見たい書類をその焦点距離に置いて見る接近視を前提としました．この条件下であれば想定どおりの拡大ができているので「拡大鏡での見え方」を患者さんに確認してもらうときは，まずはこの基本の状態で行いましょう．

point

拡大鏡の最初のお試しは，基本形（拡大鏡を眼に近づけて，紙面を焦点距離に置いて）で行います．

　しかしながら，日常場面ではこの基本形で常に使うとは限りません．条件を外していくと，見え方がどのように変わるかを整理していきましょう．

■拡大鏡と眼の距離を離したらどうなる？

　眼と拡大鏡を離したときの影響は，眼の屈折の状態によって異なります．

◎正視（遠方矯正済）の眼は単純明快

　眼が正視（遠方矯正済）のときのみ，眼を拡大鏡から離しても（拡大鏡と紙面が焦点距離にあれば）想定された拡大像が見えます．

　眼が拡大鏡から離れると，

- 姿勢がある程度自由になる
- 拡大鏡のレンズデザインによっては，歪みのない像を十分な拡大で見ることができる

という利点があります．

　とはいえ，眼を離すほど拡大される領域が狭くなる現象は回避できませんし，離すほど収差によるぼやけがでるレンズも多いので，まずは基本形の見え方と比較することが肝心です．

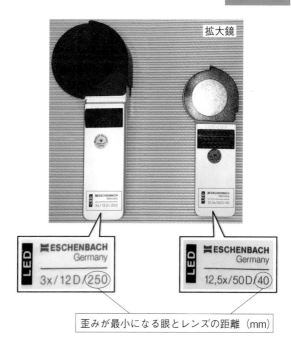

拡大鏡

歪みが最小になる眼とレンズの距離（mm）

point

正視（遠方矯正済）のときだけ，拡大鏡から眼を離しても見えの像のサイズは変わりません！　見える範囲は狭くなるけど姿勢は楽になります．歪み補正のレンズ設計にも注目を！

◎屈折異常の非矯正眼は少しややこしい

拡大鏡から眼を離していくと，見えの像のサイズや明視の様子が変わります．

• 遠視非矯正＋拡大鏡

拡大鏡から眼を離していくと，像は若干大きくなります．しかし，顔の距離が少しでも変わると像がすぐぼやける不快感と，距離が離れるにつれ拡大領域が狭くなりながら像は大きくなるので，読みにくさが増す可能性があります．

• 近視非矯正（または近用眼鏡装用）＋拡大鏡

拡大鏡から眼を徐々に離すと，拡大鏡を紙面に近づけていくことで像の明視はできますが，拡大効果は下がっていきます．

そして，眼の遠点まで離すと拡大鏡を紙面に接して拡大ゼロの状態で明視となり，それ以上離すとぼやけた像しか見えなくなります．

---

point

実際に拡大されている大きさは，A＋B−dAB で求められます．
A は拡大鏡の屈折力（D），B は（眼＋眼鏡）の屈折力，d は眼と拡大鏡の距離（m）です．

■紙面と拡大鏡を焦点距離よりも近づけたらどうなる？

近視非矯正（近用眼鏡装用を含む，調節なし）で，拡大鏡が焦点距離よりも近づくと，眼は，紙面そのものではなく，紙面の後ろにできた大きな虚像を見て拡大視するようになります．

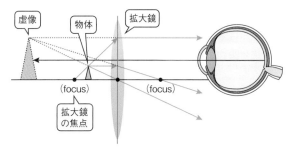

焦点よりも近くに物体（紙面）があるときは，背後にできる大きな虚像に眼の焦点を合わせて見ています．

眼の屈折状態がどのようであっても，置き型タイプの拡大鏡を使うときがこれに該当します．

拡大した像を明視するためには，虚像のある距離に眼の焦点を合わせる必要があります．当然，眼が拡大鏡から（実際は虚像から）どれだけ離れているかによって，虚像にピントを合わせるための矯正度数は異なります．

参考までに，拡大鏡と虚像の距離 X（cm）は，

$$\frac{100}{拡大鏡と紙面の距離(cm)} - 拡大鏡の度数(D) = \frac{1}{X}$$

です．

実際，近用眼鏡をかけて拡大鏡を使おうとする場合は，眼鏡の焦点の位置に虚像をつくるように，手持ちタイプのときは拡大鏡を紙面に近づけ，置き型タイプ

のときは眼を拡大鏡から遠ざけるはずです. 拡大不足が目的のタスクの効率を低下させていないかのチェックが必要です.

4) 拡大鏡のデザインを決める

　拡大鏡は形状の違いで，眼鏡タイプ・手持ちタイプ・置き型タイプに分かれます.

眼鏡タイプ

手持ちタイプ

置き型タイプ

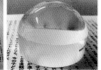

さまざまなタイプの拡大鏡

　使う目的によって，また身体的特徴，視機能の特徴によってデザインを選択します．

■形状の違いによる特徴

◎眼鏡タイプ

- 利点：両手が自由になる，見た目が目立たない．
- 難点：低倍率のみ，疲労対策でプリズム加入や片眼遮閉が必要，接近視の姿勢による疲労，書見台との併用．

◎手持ちタイプ

- 利点：物理的経済的に手軽，倍率選択範囲が広い，遠方矯正で使うと視距離を離しても同じ倍率，ライト付がある．
- 難点：焦点合わせのスキルが必要，長時間の保持による疲労，片手が自由にならない．

◎置き型タイプ

- 利点：ピント保持のスキルが不要．
- 難点：近方矯正や調節の状態で視距離や拡大率が変わるので倍率がとらえにくい（前述参照）．強度遠視では紙面から拡大鏡を浮かさないと焦点が合わない．

point

「何に使うか」からデザイン選定を！

■眼鏡タイプの拡大鏡

　拡大鏡の選定では，補助具として目立たない眼鏡タイプを使いたいというニーズがあります．両手が自由になる点を優先したい場合もあるでしょう．しかし眼鏡タイプの拡大鏡は，実際は使いにくさもあるデザインです．注意深い説明と試用を重ねた選定が求められます．

◎眼鏡タイプの種類と特徴

・既定のレンズが既成のフレームに組み込まれた眼鏡タイプ

　両眼式は＋10Dまで，片眼式は＋24Dまで製品化されています．両眼式にはプリズム加入で輻湊への負担に配慮したものがあります．既成のフレームなので瞳孔間距離を調整することはできません．

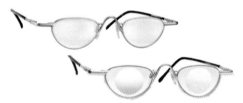

上：両眼用の眼鏡．下：単眼用の眼鏡．右眼のみにレンズが入っています．

・任意のレンズを任意のフレーム（跳ね上げ式フレーム含む）に組み込んだ通常の眼鏡タイプ

　焦点が通常より近くに合った近用眼鏡です．最近は単式跳ね上げ式フレームのデザイン開発が盛んです．片眼ずつの跳ね上げも化粧用として流通しています．対象物を見る直前に跳ね上げ（下げ）によってレンズをセットできれば，不要なピントボケ像を回避できます．

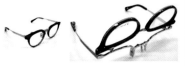

跳ね上げると裸眼になるタイプを単式，2種類のレンズを重ねているタイプを複式と呼びます．

• 既存の眼鏡にクリップで拡大鏡をつけるタイプ

一番手軽に手に入れることができます．拡大鏡と眼鏡レンズに距離があるタイプは対象物と拡大鏡と視線を一直線に合わせるコツをつかむ必要がある点，見える範囲が狭い点に注意がいります．

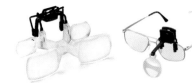

• 既存の矯正眼鏡に貼るレンズを装着させたタイプ

貼るレンズには，一度つけたら取り外さない前提のものと，手軽に取り外しができるものがあります．特定の場面でのみ貼る使い方であれば，簡易的に2つの眼鏡を持つ状況が作れます．

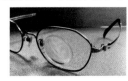
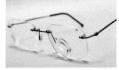

point

跳ね上げ式フレームや貼るレンズも選択肢に！

◎眼鏡タイプの使いにくさ

　眼鏡タイプの拡大鏡は必ず，拡大鏡の焦点距離まで接近して対象物を見ます．そのため，①焦点距離で行う作業しかできない，②輻輳への負担がある，③少しの手ぶれや顔の動きで大きなピンボケや像の大きさ変化が生じて不快感が強い，という使いにくさにつながる特徴があります．高拡大（拡大鏡の屈折力が高い）のときほどこれらの影響が大きくでるため，適した使用場面や向いている使用者はさらに限定されます．

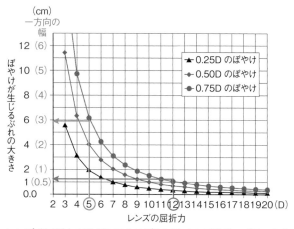

レンズの屈折力と手ぶれによるぼやけやすさの関係．グラフの曲線は，拡大鏡の屈折力が上がるほど少しの手ぶれでぼやけが生じることを表しています．たとえば5Dの拡大鏡では，焦点距離から約3cm離れると0.75Dのぼやけが生じますが，12Dの拡大鏡では5mmのぶれだけで同じ0.75Dのぼやけが生じます．

(文献1を参考に作成)

参考文献　1) Spitzberg LA, Qi M：Depth of field of plus lenses and reading telescopes. Optom Vis Sci 71：115-119, 1994

　書字や裁縫といった動きを伴う視覚タスク，全体像を見たり局所を見たりと視距離の変化を含む地図探索タスクなどは，両手が自由になる特徴を生かして眼鏡タイプを選定したくなりますが，必ず使いにくさにつながる特徴を説明し試用する必要があります．

◎**手ぶれ・顔ぶれ対策を**

　手ぶれや頭の動き（顔ぶれ）を最小限にする工夫を取り入れることで，使用時の不快感につながるピンボケ像を回避できる可能性があります．①見る対象物を書見台やボードに固定する，②跳ね上げ式のフレームや取り外し可能な貼るタイプのレンズを利用して，見る姿勢が整ってからレンズを眼前に配置する，③文章の一行全部が顔の動きなしで視界に入る条件（あるいは動きが最小の条件）でのみ利用する，などが考えられます．

---

point

眼鏡タイプを心地よく使うには，ぶれ対策がカギ！

5）拡大鏡 Tips（コツや工夫）

■ レンズの中心を視線と重ねる

　無意識のうちに光学中心が視線とずれていったり，手持ちタイプの柄を軸にレンズが傾いてしまうことが

あります（特に高齢者）．円形のレンズ周囲を親指と人差し指で挟むように持ち，手の一部を，たとえば眼の周辺の皮膚など，どこかに接触しておくとレンズ位置が安定します．

■焦点保持に工夫を

レンズの屈折力が高くなるほど焦点深度は浅く，少しの動きで像が大きくぼやけます．小指で紙面の一部を常に触れたりレンズを固定する台を自作するなど，一定の距離を保つ工夫で像が安定します．紙面は少しの折り目などでぼやけを生むので，紙面を平らにする工夫（バインダー，マグネットなど）も有効です．

■姿勢に負担をかけないこと

拡大鏡で机上の紙面を見ると，姿勢に負担がかかります．子どもでは骨の成長に悪影響を及ぼす可能性があります．書見台，クッション付きの抱きテーブル，斜面机などが役立ちます．

---

point

拡大鏡の選定は，持ち方，楽な姿勢，焦点合わせの工夫もセットで提供！

■視機能に着目する

◎コントラスト感度が低い場合

レンズを通すことで，対象物のコントラストがさらに落ちてしまいます．そのためコントラスト感度が低い人のなかには，光学的視覚補助具より拡大読書器など電子的視覚補助具のほうが使い勝手が良い場合があります．

◎視野が狭い場合

　読みたい文字，レンズの中心，視線の位置をすべて合わせるのは大変難しい作業です．使いやすい方法をいろいろと試すのがよいでしょう．たとえば，

• 眼とレンズを離して拡大鏡を保持し，拡大されない領域も見えるように使う方法
• 眼をレンズに近づけるときは，レンズを覗く前に紙面のレイアウトを確認する方法
• 文章の行たどりや改行では紙面のほうを動かす方法

などです．

◎強度近視の場合

　強度近視の人は「眼鏡をはずせば近づくと見える」ため，拡大鏡は特に使わないことも多いですが，それでは視距離が近すぎて目的のタスクに不具合を生じることがあります．あえて遠方矯正をして，視距離を確保しながら拡大鏡を使うほうが適する場合があります．

◎黄斑疾患の場合

　黄斑疾患では見やすさに明るさが必要であるため，拡大鏡の使用中に頭で影を作らない工夫や照明の追加が役立つことがあります．

◎右眼？左眼？両眼？

　拡大鏡にどちらの眼を使うかは，視力だけでなく，中心視野，コントラスト感度などの視機能もあわせて丁寧に決めましょう．必ずしも優位眼を使用する決まりはありません．両眼で暗点を補って見る必要がある場合は，眼を拡大鏡から離して使う方法を選択するか両眼同時に使える拡大読書器などの電子的視覚補助具を選択するほうがよい場合があります．

point

コントラスト感度が低い，視野が狭い，強度近視，左右眼の視機能の特徴差など，拡大鏡の選定は幅広い視機能に着目しながら！

■子どもと拡大鏡

調節力がふんだんにある子どもは，どれくらい調節力を使うかによって同じ拡大鏡を使っていても拡大効果は変わります．そのため，さまざまな拡大鏡を使ってパフォーマンス，姿勢，集中力の持続を比較しましょう．将来的に調節力の低下に伴って，接近視には拡大鏡が必要になることは，本人や保護者にすべき重要な説明です．

■ピンホールを利用

ピンホールの焦点深度の深さを利用すると，拡大鏡を使わずにある程度の接近視が可能になります．市販のピンホールメガネやカードの小さな穴なども，場合によっては格安な補助具になる可能性があります．

中間～遠くを拡大する補助具

テレビ，黒板，美術作品，駅や電車の電光掲示板などを見るための遠用の光学的視覚補助具には，単眼鏡，双眼鏡などがあります．首から下げていると電子機器よりもすばやく目的のものを拡大視できます．

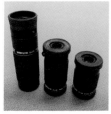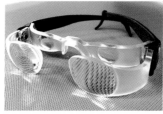

中間距離〜遠方用の光学的視覚補助具

　倍率，口径（明るさ），軽さが基本特性ですが，ピント調整・ピントの緩みにくさ，把持の良さ，手の自由度が選定のポイントになります．

　単眼鏡は，見たいものを「スキャンして見つける」「ピントを合わせる」「追従する」のスキルが高まると使いやすくなります．

point

遠くを拡大するのに，光学的視覚補助具が役立つことも！

　また，スマートフォンやタブレット PC も遠方拡大用の有力な補助具です．カメラを通して写した対象物を，簡易な方法で，しかも拡大率を変化させて表示できる融通性は光学的視覚補助具よりも優れている点です．アプリによっては，映し出された文字や物体の自動認識やその音声化も可能で，今後の発展も期待されています．

● 拡大読書器

基本機能をひと通り理解しよう

　拡大読書器は，ビデオカメラで写した画像をモニタに拡大して映し出す視覚補助具です．近年は，文字認識・音声化の機能やタブレット PC・スマートフォンアプリの開発が進められ，従来の拡大読書器の枠を超えた製品も登場してきていますが，ここでは，拡大読書器の基本的な形状と機能を取り上げます．

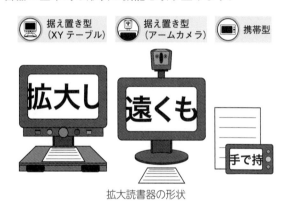

拡大読書器の形状

基本機能 1）楽な姿勢でさまざまなレベルの拡大ができる

　モニタに表示できる倍率は 2 倍程度から数十倍までと範囲が広く，拡大率はボタン操作で手軽に変更できます．そのためさまざまな大きさの素材に対応可能であり，視距離もある程度自由に取れるという大きな利点があります．

point ⚙

拡大読書器は，楽な姿勢で書類や物を拡大して見る
ことができる優れた補助具です．モニタは 3.5 〜
24 インチ，倍率は 1.3 〜数十倍！

基本機能 2) コントラストの強調や反転表示ができる

「白い紙面にパステルカラーの細い線」など，コント
ラストが低い素材に対して，白黒モード下の調整で，
コントラスト強調を施す機能があります．また，その
明暗を逆転させる反転機能もあります．反転表示はモ
ニタ領域のほとんどが黒に変わるので，まぶしさを感
じる人には平均輝度を下げ，グレア光もカットする効
果をもたらし，見やすい環境となります．反転モード
では配色を黒-黄，青-黄などに変更することもできま
す．

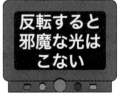

反転機能はまぶしさ対策

基本機能 3）モニタの高さが調整できる

　視線を無理なくモニタに注げるように，モニタの高さが調整できます．"首への負担を最小限に"，"並列で使うパソコンのモニタと同じ高さに"，"視野が広く使える高さに"など，個別に適した高さに調整します．器種によっては傾斜をつけたり，左右に向きを変えることもできます．

基本機能 4）書類をまっすぐ横に，まっすぐ縦に動かせる

　カメラ下の書類を置く可動テーブル（XY テーブル）を利用すると，文章の行たどりや改行を，手で紙を動かすより速く安定して行うことができます．特に高倍率で使用する場合は手ぶれの影響が大きくなるので，XY テーブルは重要です．

point

XY テーブルは，長文読みには欠かせない！

基本機能 5）テーブル移動のなめらかさを調整できる

　XY テーブルの動きの固さを，なめらか〜固定まで調整（ロック）することができます．縦・横方向を別々に調整できる器種もあります．揺れ動かずに行たどりができる中間的な固さに合わせたり，完全に固定をして書字や作業をしたりと，用途によって調整を変更します．

基本機能6）ファインド機能で2つの拡大レベルを行ったり来たりできる 🖥️ 🖥️

　ボタンを押すと一時的に低倍率モードになる機能です．低倍率で全体像を見ながら次に見たい場所を探し，その場所をカメラ位置（モニタ画面の中央）に合わせたら高倍率に戻して詳細を確認する，という流れが手早くできます．特に高倍率が必要な人には，地図・雑誌・新聞を読むときに役立ちます．

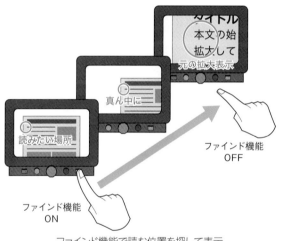

ファインド機能
OFF

ファインド機能
ON

ファインド機能で読む位置を探して表示

point

ファインド機能は「見る場所探し」を効率化！

基本機能 7) ラインやマスクを表示することができる

　主に行たどり中の見失いを回避するために，モニタ上に直線（ライン）を表示したり，任意の空間を残して周辺を黒く遮閉（マスク）する機能があります．

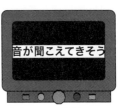

行たどりを助けるライン機能・マスク機能

基本機能 8) 遠くのものを拡大して映すことができる

　カメラを回転させて，遠くのものを拡大表示できる機能です．

選定のチェックポイント

　拡大読書器は高価な機器です．日常生活用具給付制度を利用しても，耐用年数は 8 年と長いため，器種は慎重に選定します．用途と視機能をもとに，各人に適した器種を探りましょう．

1) 用途によって必要な機能を考えよう

■文字（宛名，通帳，賞味期限など短い文字列）を確認したい

◎モニタは十分なサイズがあるかチェック

・座る距離から見たときの読みやすい文字サイズ（p.51 参照）ができるだけ 5 文字以上表示できるモニタサイズを選ぶ（1 point = 0.3 ～ 0.35 mm，あるいは 30 point ≒ 1 cm で概算）

• 通帳の桁数分が一度に表示できるなど，使用目的の
タスクに支障がないモニタサイズを選ぶ

point

「読みやすい視距離＆文字サイズ」の評価を基本に
モニタサイズを考えましょう．30 point ≒ 1 cm
で概算を．

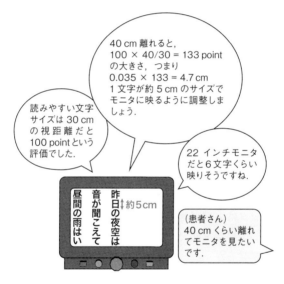

◎ **携帯性を重視するかチェック**

- 外出先で使う，立ちながら使うなど，携帯型でスポット読みをする場合は，重さ，カメラの位置，片手使用の操作性，充電後の持続時間などが使用場面に適しているものを選ぶ

■ **長文を読みたい**

◎ **モニタは十分なサイズがあるかチェック**

- 座る距離から見たときの読みやすい文字サイズ（p.51 参照）で，モニタに 5 文字以上映るか，可能であれば 1 行分映るか

---

point

モニタに 1 行収まれば理想的です．改行操作がぐっと楽になります．

◎ **XY テーブルの特徴をチェック**

- 目的の書類が載せられる広さがあるか
- 文章の行たどり，改行操作をすばやく安定して行える動きをするか
- ロックは縦横別々の設定が必要か
- 目的の書類を拡大した状態で全領域にわたりカメラで映せるか

◎ライン／マスク機能の必要性と操作性をチェック

• 機能利用で行たどりや改行がしやすくなるか
• 操作ボタンが使いやすい位置にあるか

■書字をしたい

• XYテーブルの安定性と広さ
• カメラの位置が奥すぎないか
• カメラ下の空間が十分広く，ペンがカメラに接触しないか
• 影が気にならずに書字できるか
• 必要な紙面（たとえば教科書とノート）がXYテーブルの移動でモニタにすべて映るか
• 手の動きと画面表示のタイムラグが気にならないか（携帯型の場合）

point 学習場面での書字利用

XYテーブルは，教科書やノートを載せられる十分な広さがあるか，紙面をテーブル上でずらすことなく端までモニタに映せるかを事前に確認しましょう！

2) 視機能によって必要な機能を考えよう

それぞれの視機能で生じる読みにくさの問題解決に拡大読書器の機能の利用が役立つかを確認して，器種の条件を考えましょう．

■ 視野が狭い

- 書面の見たい場所の位置判断に，ファインド機能，XY テーブルの位置情報が役立つか
- モニタが小さいほうが扱いやすいか
- ライン表示で行たどり中の見失いが避けられるか
- 視線は動かさず，XY テーブルの移動で対象物を見る方法が役立つか
- 最低倍率でも大きく表示されすぎることはないか

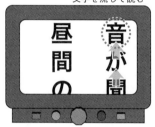

視線は動かさず
文字を流して読む

行たどりの眼の動きが難しい場合
の読み方

---

point

視野狭窄では苦手な探索タスク．ファインド機能や
XY テーブルの位置情報を上手に利用して困難を回
避しましょう．

■ 大きな拡大が必要

- モニタに多くの文字数が表示できるか
- ファインド機能が役立つか
- XY テーブルを利用すると行たどりの助けになるか

- XY テーブルを利用すると，行頭行末の位置把握に テーブルの位置情報が役立つか
- 中心暗点がある場合，視距離を近くして周辺視野を 利用しやすくすると読み書きの効率が向上するか

> ## point
>
>
> 高倍率表示は視野狭窄と同様，紙面の中の場所探し が困難です．ファインド機能や XY テーブルの位置 情報を利用して，まずは文書のレイアウトを理解し てから読み始めるのがコツの一つです．

■ まぶしさ（羞明）がある

- 反転機能が役立つか
- （設置環境）窓など光源に向かう配置を避けると見 やすくなるか
- （設置環境）周辺の照明を消す / 遮ると見やすくな るか
- （併用具）遮光眼鏡を装用すると見やすくなるか

> ## point
>
>
> 日常でまぶしさがある人には，拡大読書器の使用で もまぶしさ対策が必要です．反転表示，周囲からの 光源が眼に入らない工夫（窓，天井照明），遮光眼 鏡を試しましょう．

自宅で一人で使う前に知っておきたい知識とスキル

1) 自分が見やすい設定についての知識

①読みやすい視距離と文字サイズ

②反転表示すると見やすいか

③ラインやマスクの機能，モニタの端行を読むことで行たどりがしやすくなるか

④視線を動かして読む方法と，視線固定で流れる文字を読む方法のどちらが読みやすいか

⑤モニタにピントを合わせた矯正眼鏡，遮光眼鏡の効果はあるか

point

見え方の特徴と見やすい設定を患者さんと一緒におさらいしましょう．眼鏡の効果も忘れずに確認します.

2) 使いこなすために身につけたい操作スキル

①拡大調整方法，反転表示への切替方法，ラインやマスクの表示方法

②コントラスト調整方法

③紙面の置き方（全領域が映る，行がまっすぐ追える）

④XY テーブルの基本的な操作方法

• 適度なロックを調整

• 縦書き文章を読むときは XY テーブルの側面と下板に指を添えて水平のぶれを軽減させる

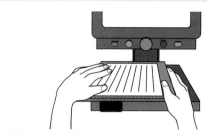

縦書き文章での行送りは，指を添えて水平揺れを軽減します．

- 行頭・行末にきたときのテーブル位置を覚える
- 行末から行頭への戻りは文字を凝視せずできるだけ速く
- 行頭に戻ってから一行進む（視線だけでも，テーブル位置を進ませても）

拡大読書器 Tips

Tips 1）設置場所には空間的な余裕を

　特に長文を読んだり，複数の書類を同時に見る場合は，XY テーブルの可動範囲が広がります．拡大読書器は周辺の空間に余裕をもって設置しましょう．

Tips 2）最小倍率は要チェック

　拡大読書器を反転機能のみの利用目的で使う場合，低い拡大率を備えた器種が好まれます．

Tips 3）拡大読書器で書字したときの書面上の文字サイズ

　モニタを見ながら書きやすい文字サイズで書字をすると，拡大読書器の倍率設定によって，紙面に書かれる文字のサイズは変わります．紙面上に書きたい文字に希望するサイズがある場合は，あらかじめそのサイズのマークなどを書いてから拡大読書器に載せると目安になります．

Tips 4）罫線の色の影響

　コントラスト感度の低い人は，紙面上の薄い色（明色）に合わせてコントラスト調整をしますが，そこに合わせた設定だと逆にもともと暗色だった部分は見えにくくなります（特に反転表示）．書字タスクに罫線が重要な役割を果たす場合は，書き込みに使用するペンに近い濃さの罫線を選びましょう．

Tips 5）タブレット PC で拡大読書器の代用

　「明るく大きく」「カメラ」などのアプリ利用で，タブレット PC も簡易的な拡大読書器として活用できます．しかし，モニタサイズが小さいことと XY テーブルがない点は，要注意のポイントです．

Tips 6）折りたたみ可能な据置型

　13 〜 16 インチのモニタ表示で折りたたみ可能な軽量タイプ（2 〜 3 kg）が開発されました．XY テーブルの機能を代替する行たどりボタンの操作やカメラ回転が備わっています．それほど大きな拡大は必要なく携帯性や小空間利用を優先する場合は，従来の器種と使い比べるとよいでしょう．

Tips 7）網膜投影型眼鏡

　角膜，水晶体での屈折を必要とせず網膜へじかに映像が投影されるシステムを利用した機器が開発されています．単に視覚情報を拡大するだけでなく，投影技術で視認性を高めることが期待されています．

● 遮光眼鏡

見えるのも光，見えを邪魔するのも光

　視覚は光によって生まれます．ところが，光が眼に多く届くほど見やすくなるわけではありません．晴眼者であっても，眼の中に届く光量が多すぎても少なすぎても見えにくさを生じますし，周囲の光源によって見ている対象物が見えにくくなることもあるのです．

●光の量や位置条件での見えにくさ

　ロービジョンの人のなかには，このような光の量や位置からの影響を敏感に受ける人がいます．少し明るくなっても少し暗くなっても見えにくくなったり，周辺から届くわずかな光で見ている対象物が薄く見えるようになったりするのです．

暗すぎて……　　　　　　　　　　　　　明るすぎて……

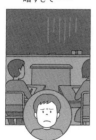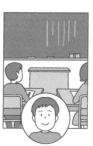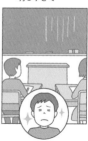

視機能を最大限に利用できる明るさの範囲が狭いです．

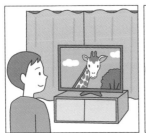
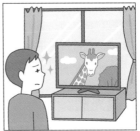
薄い……

視対象の周辺から眼に届く光が対象物のコントラストを下げ、見えにくさを生じさせます.

ロービジョンを引き起こす病態との関連についてはまだ解明されていないことが多いですが，実態としてこの特性に着目するのは重要です．光の環境を整えて視覚を最大限使える工夫を提供するためです.

「明るすぎ」「暗すぎ」を評価

一つの方法は，明るさが異なる条件下でコントラスト感度を比較する方法です．検査用具のなかでも，コントラストのピーク感度を簡易的に推測できる持ち運び可能なタイプは，場所を変えて計測できるためこの目的には便利に使えるツールです.

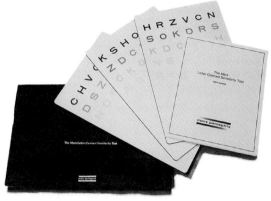

持ち運び可能なコントラスト感度測定チャート例
(The Mars Letter Contrast Sensitivity Test)

---

point

コントラスト感度は見えを予測する重要な指標！

　子どもの行動を観察して判断する場合は，光量が多すぎる環境でみられる「瞼裂幅を細めて眼の周りに力が入る様子」「うつむきの姿勢」「片眼つむり」，また光量が少なすぎる環境でみられる「歩く速さの低下」「大人の手や壁を触って歩く」などに注目します．これらをサインとして出現頻度を比較して，適した明るさ環境を推測します．

> **point**
>
> 行動観察で「明るすぎ / 暗すぎ」を評価するときは，明るい環境での「瞼裂幅」「眼の周りの力み」「うつむきの姿勢」，暗い環境での「スピード低下」「怖がり」の頻度に注目！

周辺光による見えにくさの評価

　視線の周辺にある光源が原因で見えにくさが引き起こされているかどうかは，本人が気づかないことも多いかもしれません．評価する側がその可能性を推測して日常場面の様子をたずねたり，客観的評価をする必要があります．

1) ベーリング効果

　周辺光による見えにくさを生み出す原因の一つは，中間透光体の濁りです．光は濁りの部分を通過するときに散乱し網膜全体に散り，その光が網膜に薄いベールをかけたようにコントラストを下げてしまうので，対象物が見えにくくなるという原理です．

> **point**
>
>
>
> たとえば「日差しに向かう方向だと信号が見えなくなりますか？」「部屋の照明を消したほうがモニタが見やすいですか？」「窓に向かう席より窓を背にする席のほうが書類や人の顔が見やすいですか？」のように，視対象付近に光源がある日常場面の様子をたずねるのも一つの方法です．

2) 見えにくさの客観的評価

　客観的評価としては，背景が白で視標が黒の場合と，それを反転した場合で，視力や読書速度を比較します．白背景（周辺から光が眼に入る）より黒背景（周辺から光が眼に入りにくい）で視機能の向上が顕著にみられるかを確認するのです．

　視力の評価で黒背景の視標が入手困難な場合は，研究機関が無償で提供している測定プログラム（たとえば Freiburg Vision Test など）を利用してもよいでしょう．

　モニタを使った測定は天井照明も消して，より厳密に周辺光をカットした条件をつくれるので，その影響を確認できます．

point

　周辺光の影響の強さは，白黒反転視標でチェック！

「遮光眼鏡」で邪魔な光から見やすさを守る

　明るすぎる見えにくさ，周辺光による見えにくさへの対処法の一つは，遮光眼鏡の装用です．取扱眼鏡店で購入することができます．身体障害者手帳交付者や指定難病の患者さんの一部には，購入費の助成制度がある補装具です．遮光眼鏡の原理，見え方の変化，選定のポイントを整理しましょう．

point

遮光眼鏡は，身体障害者手帳保持者とこれと同程度
の指定難病患者が 4 年に一度申請できる補装具！

1）遮光眼鏡で視界の明るさレベルが落ちる原理

　遮光眼鏡は，遮光レンズが眼に光をどれくらい通す
かの割合（視感透過率）に応じて，まぶしさの程度を
抑えることができます．光の減弱はそれぞれの遮光レ
ンズがもつ分光透過特性（各波長を何％通過させるか
という性質）に応じています．そのため遮光眼鏡は，
見ているものの色味を変えつつ，より効果的に明るさ
のレベルを落とすことを目的としているのです．

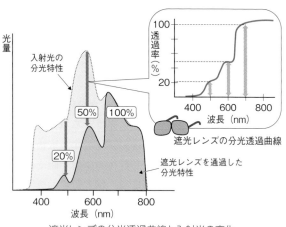

遮光レンズの分光透過曲線と入射光の変化

　遮光レンズの外見の色が似ていても，分光透過率が
同じとは限らないので注意しましょう．遮光レンズは，
さまざまな分光透過特性をもちます．

遮光レンズの分光透過特性のバリエーション

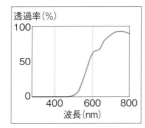

短波長カット（例：東海光学
CCP BR）

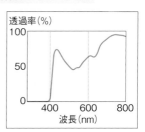

中間波長カット（例：東海光学 CCP400 MV）

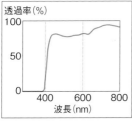

広域帯透過（例：東海光学
CCP400 LG）

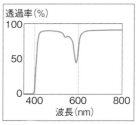

黄波長の選択的カット（例：
三井化学 NeoContrast）

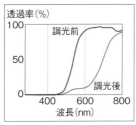

調光機能（例：東海光学
CCPAT LY/ 調光グレー）

その他に，2 色のグラデー
ションや偏光レンズ付加も
あります．

さまざまな形状の遮光眼鏡が製品化されており，広い選択肢のなかから選ぶことができます．

遮光眼鏡の形状のバリエーション

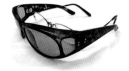

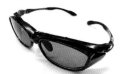

オーバーグラスタイプ　　側方や上下の隙間からの光をカットするフレーム

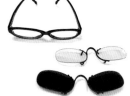

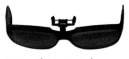

クリップオンタイプ

---

point

遮光レンズの特性は「分光透過特性」と「視感透過率」で理解を！

---

point

遮光眼鏡の一部は，通常の眼鏡よりも製作可能範囲が狭いため注意が必要です．なかには累進多焦点の作成ができないレンズもあります．不明確な場合は眼鏡店へ希望する遮光レンズの種類と一緒に具体的な度数を伝えて確認しましょう．特注で対応してもらえる場合もあります．

2) 上がるコントラスト，下がるコントラスト

遮光レンズの分光透過特性には，短波長側が長波長側より多くカットされるものが主流です．これは青・緑が，赤と比べ相対的により暗くなる特性です．すなわち，遮光眼鏡をかけると視対象の配色によっては輝度コントラストが変化することを意味します．

■輝度コントラストが上がる例

たとえば，白い看板上の青い文字，青い空と白い雲，緑の葉とピンクの花などの配色部分は，遮光眼鏡をかけることでコントラストが上がります．「明暗」の「暗」の役割の青（緑）がより暗くなることで，隣接部との輝度の比率が上がるのです．

■輝度コントラストが下がる例

たとえば，暗色枠の中の青信号灯，白看板上の赤い文字などの配色部分は，短波長カットの遮光眼鏡をかけることでコントラストが下がります．「明暗」の「明」の役割の青や白が隣接部よりも暗くなる比率が相対的に高いために，コントラストが下がるのです．

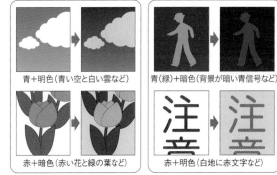

コントラストが上昇する配色例　　コントラストが低下する配色例

青+明色（青い空と白い雲など）　　青（緑）+暗色（背景が暗い青信号など）

赤+暗色（赤い花と緑の葉など）　　赤+明色（白地に赤文字など）

短波長カットの遮光眼鏡をかけたときの輝度コントラスト変化

遮光眼鏡の選定時には，配色によるコントラスト変化によっても見やすさの印象が変わる可能性があること，なかにはコントラストが下がって見えにくくなる対象物が存在することも説明する必要があります．

> ## point
>
> 短波長カットの遮光眼鏡は，"青＋明色""赤＋暗色"の配色の輝度コントラストは上昇，"青＋暗色""赤＋明色"の配色の輝度コントラストは低下させます．

3) 選定のポイント
■オールマイティを目指さない
生活場面の明るさは0.5〜15万ルクスと幅広く，数段階の遮光レベルが必要な場合もあります．オールマイティな遮光眼鏡を選定しようとすると，使用するレンズが一つにしぼれず選択が難しくなるばかりです．まずはよく使う場面・使いたい場面を具体化しましょう．

■必要な視覚情報が見えるか
なんとなくのかけ心地の評価ではなく，具体的な対象物の見え方を確認しましょう．なかでも低コントラスト領域の見え方の比較は良い判断材料になります．
たとえば屋外であれば，わずかな段差，信号機，案

内文字（特に短波長カットの遮光レンズでは青字と暗色，赤字と明色で文字が消失しないか）などです．

> ## point
>
>
>
> オールマイティな遮光眼鏡の選定は目指さない！
> 場所や明るさ環境を限定して，不快感をなくしつつ
> 必要な視覚情報は見逃さないレンズを探ります．

■屋外では日陰でも試用

日陰に入り急に暗くなったときの見えにくさは，移動時のリスクになるので必ず確認しましょう．

■色の見え方の違和感は順応に期待

遮光眼鏡をかけても色の弁別が大きく損なわれることはありません．また，装用直後の違和感は長時間の装用によって消失しますので，選定時は過度に色の再現性にこだわる必要はありません．

> ## point
>
> それでも色の再現性を重要視する患者さんには，透過率が波長間で違いが少ない遮光レンズを選択するとよいでしょう．

4）遮光眼鏡の使い方Tips
■順応遅延への対応

糖尿病，血管病変，網膜色素変性，抗不安薬服用者などは，明るさや暗さの変化に対する順応に時間がかかるといわれています．

明所から暗所に移動するときは事前にしばらく遮光眼鏡をかけて暗所に入った直後にはずす，移動中の日なた/日陰の対応に眼鏡の跳ね上げ機能を利用する，などの対策を説明します．

■携帯時の利便性を工夫

明るさ環境に視機能が敏感に影響を受ける場合，視感透過率の異なる遮光眼鏡をこまめに変える必要があり，多くの眼鏡を持ち運ぶ負担が生じます．クリップをかさばらないタイプに加工したり，眼鏡タイプとクリップタイプの2つの遮光レンズを重ねて使ったりと，携帯する際の利便性にも配慮しましょう．

■夜間利用の可能性

暗所の中のスポット光源にまぶしさを敏感に感じる人もいます．夜間であってもまぶしさが生じる可能性を理解し，遮光眼鏡や邪魔な光源を遮断するその他の配慮を考えましょう．

"遮光眼鏡以外の工夫"で邪魔な光から見やすさを守る

1) カーテン，パーティション

不要な周辺光を遮光するために，カーテンを閉めたり，天井灯などの調光をします．光源の距離や角度に注目し，光源から直接視野に光が入ってこないような配置で作業スペースを確保します．

2) 眼の周りで光をカットする手かざし，眼鏡フレーム，帽子，遮光板

眼の近くで周辺光を遮断するために，手かざし，側方や上下の隙間からの光を入れない眼鏡フレーム，帽子，邪魔な光源の方向に遮光板をつける，などの工夫があります．

3) モニタの調整

携帯電話（スマートフォン），タブレット PC，パソコン利用のときは，モニタの照度を調整したり，ナイトシフトモードの設定で波長をコントロールすることができます．画面にアンチグレアフィルムを貼るのも効果があります．

4) 反射の少ない背景

背景色を暗い色にして周辺光をカットする方法には，明るい色のテーブルや壁などに暗色でカバー，黒ノートに白ペンでメモ，拡大読書器やパソコン・スマートフォンなどでは反転表示や色付き透明フィルタの利用，などがあります．

5) 眼より低い位置の光源

近見タスクにスタンド型の蛍光灯などを追加する場合，スタンドを眼より低い高さにしたり，後方に配置するなどして，光が直接眼に入らない工夫をします．

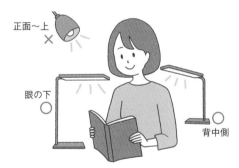

正面～上 ×
眼の下 ○
背中側 ○

光源を置く位置への配慮：低コントラストで見えないものは電子機器を使って高コントラストに．まぶしさで見えない場合は，個々にあった光の量や波長にして邪魔な光をカットする，が基本です．

> **point**
>
> 光源の位置や光量の調整を.「見る対象物は明るく」,
> 「周辺からの邪魔な光はなるべくカット」がキーポ
> イント!

6) 瞼裂幅での調整

　明るさの変化に敏感な人は遮光眼鏡のかけかえなど
では対応が追いつかず，頭を下向きにしたり，瞼裂幅
で調整するしかない場合があります. その際は二次的
に生じる正面～上視野欠損に注意がいることを確認し
ましょう.

明るさが不足するときの工夫

　近見タスクには眼より低い位置に光源を追加した
り，天井灯の光を多く取り入れるための斜面台を利用
したり，視対象を電子機器に変更します.

　夜間移動中の対策としては，携帯用ライトを利用し
ます. アウトドア用の製品のなかには，軽くて光量が
確保できるものがあります.

　最近は，高感度カメラとプロジェクタが内蔵された
暗所視支援眼鏡が開発され，暗所の様子を色情報とと
もにリアルタイムで見ることができるようになり期待
されています.

1-3

視野障害への対策

● 視野と眼球運動

視野機能と眼球運動の対応

視野範囲によって，その異常が影響を及ぼす行動が異なります．そして，それぞれの視野範囲に関わる眼球運動の種類が異なります．

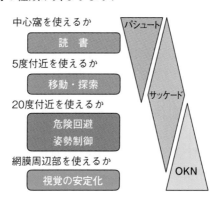

point

3〜5度の小刻みなサッケードで，私たちは文章を読んでいます.

眼球運動には，次の４つの種類があります.

1）追従眼球運動（パシュート）

中心窩のはたらきが特に重要です.

2）衝動性眼球運動（サッケード）

中心近くの視野のはたらきが重要です.

3）視運動性眼振（OKN）

周辺視野のはたらきが特に重要です.

4）前庭眼反射

視野異常からは影響を受けません.

情報探索特性からの視野分類[1]

1）弁別視野 ■（半径 2.5 度以内）

視力や色弁別に優れています.

2）有効視野 □（水平 15 度，垂直 10 度以内）

対象に瞬時に視線を向けられれば，弁別視野に匹敵するはたらきがあります.

3）安定注視野 ▨（水平 30 ～ 45 度,垂直 22 ～ 35 度）

頭部運動まで利用すれば，注視することができる範囲です.

4）誘導視野 ▨（水平 15 ～ 50 度，垂直 10 ～ 42 度）

空間認知には重要です.

5）補助視野 ▨（水平 50 ～ 100 度,垂直 42 ～ 65 度）

刺激の存在がわかる程度です.

参考文献 1）畑田豊彦：情報受容と視野特性の計測. 人間工学 29：86-88, 1993

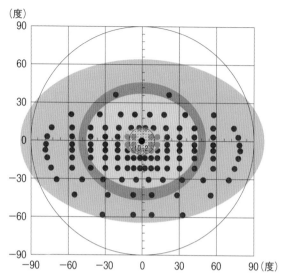

両眼開放エスターマンテスト（●）・10-2 プログラム（▦）
と視野分類の重なり.

眼球運動の確認

神経眼科を専門とする施設では眼振計などの機器を
用いて精密な記録を行いますが，これを所持している
ところはわずかです．そこまで詳しく計測しなくても
まずは眼球運動を大まかに把握するために，次のよう
な簡易検査で大きな異常の有無をチェックしておくこ
とが必要なのです．

1) パシュートの簡単な診かた

つり下げた視標を見てもらい，左右に動かすことで追尾する眼がスムーズに動いているか，カタカタ動いていないかを確認します．カタカタと小刻みに動く場合は，どちらの方向でそうなるかを記録しましょう．

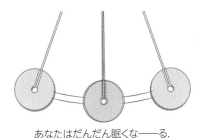

あなたはだんだん眠くな——る．

2) サッケードの簡単な診かた

パッと出した指に眼が向くかをみます．手前で止まってから目標点に到達する場合（アンダーシュート），行き過ぎて戻る場合（オーバーシュート）が左右どちらの方向にあるか気をつけて行いましょう．

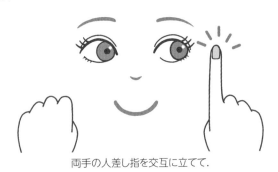

両手の人差し指を交互に立てて．

3) OKN の簡単な診かた

巻き尺を側方に向かって一定速度で引き出します.目盛の動きにつられて眼が動き,それを戻す速い動きと交互に生じるため眼振が生じます.引き出す方向による違いも気をつけましょう.

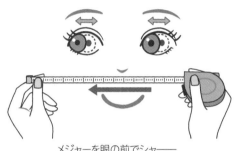

メジャーを眼の前でシャ──.

● 中心暗点対策

偏心視域(PRL)って何?

1) 中心窩以外の使える場所

中心窩が疾患で使えなくなると「見ようとして視線を向けると見えなくなる」という症状が生じます.このとき,中心窩とは別の網膜部位が傷害を受けた中心窩よりも機能が良い場合は,そこで見たほうがわかりやすいという状態になっています.その網膜部位を偏心視域(preferred retinal locus:PRL)といいます.

2) 一つとは限らない

PRL は通常,左右眼で異なっています.さらに,同一眼でも一つとは限らず,見る対象や距離が異なると別の網膜部位を使用している人もいます.

3) 自覚しているとも限らない

PRL を自覚して，場合によって使い分けている人もいますが，疾患の進行期などでは PRL として適した網膜部位が変わっていきますので，どこを使うべきかは自覚していないことが多いです．したがって，PRL を客観的に発見し，そこを使うように示すことができれば，視力の向上が図れます．

> ## point
>
> ただし，中心窩を使って見る場合と同じ視力値が得られても，異なる苦労が伴うということには注意が必要です．PRL で見る場合，そこで固視したり，サッケードをすることは困難です．中心窩で読む場合と比較すると，読書速度は格段に低下してしまいます．

PRL の推定法
1) 視野表から推定する

視線に近く面積の大きい比較的良く見える範囲を左右眼それぞれで探します．

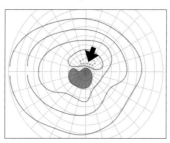

ゴールドマン視野検査で中心暗点の例．等感度曲線で一番高いところ（➡）がある程度の面積をもつと PRL になりやすいです．PRLが 2 つあるとき，どちらを使うかを本人では決めにくい場合もあり，1つのときでも頑なに中心で見ようとする人が多くいます．

2) 時計チャートで調べる

数字に視線を向けて，中心に描かれた点が見える方向でPRLを確認します．視距離を変えて視線からの角度を推定します．

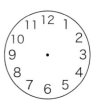

偏心視と偏心固視

偏心視と偏心固視は異なる意味をもちます．用語の使い方に注意が必要です．

1) 偏心視は努力を要する

後天的に中心窩が傷害され，あえて中心窩以外の網膜部位で見るように努力している状態です．周辺視野に見えているものを見ようとすると，どうしても中心窩がそちらに向いてしまいます．それをあえて別の網膜部位で見ようと視線をずらして見るので，患者さんに努力が必要です．

2) 偏心固視は不自由さが少ない

生まれつき，あるいは早期に中心窩の機能が失われ，中心窩以外の網膜部位で見る癖がついている人の固視のことをいいます．視力は低いことが多いですが，意識せず使えるので，見た目の視線がずれているという問題はありながらも，患者さん自身の不自由さは少ないです．

利き目って何？

　手に利き手があるように，眼にも利き目があります．通常よく使われる"利き目"は，眼と手の協応動作で座標の根拠となっているほうの眼を指し，ホール・イン・カード試験で判定します．利き目を優位眼と呼ぶ場合もありますが，優位眼は単純に視力が良いほうの眼というわけではありません．優位眼の判定は，左右眼に異なる絵を見せ，より長く見えているほうとする方法があり，これとホール・イン・カード試験で判定する利き目が同じとは限らないので要注意です．

●利き目の判定法

■ホール・イン・カード試験

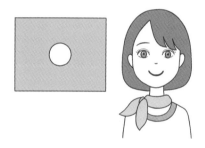

①両眼を開けたまま．
②穴のあいたカードを顔の前に．
③何か目標を見てもらいます．
④そのときにどちらの眼を使っているかをみます．

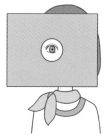

⑤何度かやっていつも同じなら，それが利き目です．

⑥あるいは，患者さんが
両手で中央に隙間をつ
くって覗いても同じこ
とができます．

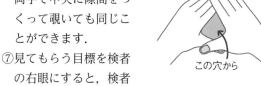

この穴から

⑦見てもらう目標を検者
の右眼にすると，検者
が右眼で見たときに穴から見える眼が利き目と簡
単にわかります．

偏心視訓練の注意点

●偏心視ができる人・できない人

■意識してすぐできる人

・若年者，視神経症に多い

　➡劇的に読書速度が上がります．

■練習しても困難な人

・高齢者，加齢黄斑変性に多い

　➡利き手を変えるくらいの努力が必要です．
　　拡大読書器を使用する場合は，患者さんが偏心視
　　をして眼をうまく動かすよりも，視線を固定して
　　見える範囲に文字を流し込むように画面に映し出
　　す方法を練習するとよいです．

偏心視をする外見の社会的インパクトを考慮

　見えない中心窩をあえて向ける，コミュニケーションの技です．

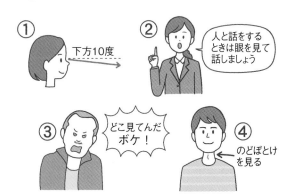

①一番見やすいのは，私の場合は下方10度のところ．

②「人と話をするときは眼を見て話しましょう」と学校の先生に教わる．

③相手の眼を見ようとPRLで眼を見ると，生え際の後退したおでこを見たように思われ，怖いお兄さんに「どこ見てんだボケ！」としかられる．

④この場合は相手の"のどぼとけ"を見ると見た目の視線が合ってちょうどいいかも．

超拡大を活用しよう

●気楽にいこうよ

中心暗点では,特に読み書きへのニーズが高いです.拡大読書器を使用した超拡大,コントラスト強調,行たどりを紹介しましょう!

通常の拡大ではまだ読めないとき,モニタ画面そのものを大きくしたり近づいてみれば,見やすくなります.これが超拡大です.照度とコントラストも重要です.

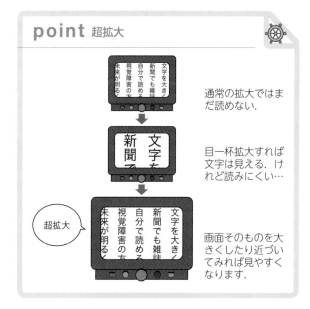

point 超拡大

通常の拡大ではまだ読めない.

目一杯拡大すれば文字は見える.けれど読みにくい…

超拡大

画面そのものを大きくしたり近づいてみれば見やすくなります.

● 視野狭窄対策

遮光眼鏡で視野狭窄をカバーする

　視野検査は，背景と視標の輝度コントラストで測定しています．遮光眼鏡をかけるとコントラスト感度が向上するという報告があります．これは，特にロービジョンの人で顕著です．そのため，遮光眼鏡をかけることで視野狭窄が緩和されている可能性があります．実際，遮光眼鏡をかけると歩行速度が改善したという報告もあります．

眼球運動で視野狭窄をカバーする

　視野が狭くなったばかりのときは，怖いのでしきりに眼を動かしていますが，時間が経つと，諦めてしまうのか，それとも慣れてしまうのか動かさなくなる傾向があります．そうすると眼を動かす筋肉が，動かすことに不慣れになっていきます．そこでまず，眼の運動として眼筋ストレッチを行います．そして次に，系統立てて視覚探索ができるよう，眼の前の風景をスキャンするように眼を動かします．さらに，目標となるものがどこにあるかを探索する訓練は，ゲーム性があって楽しいものですので，この成績をみながら，眼筋ストレッチとスキャニング訓練の効果を自己判断できます．

1）眼筋ストレッチ

　眼を限界まで動かして，可動範囲を広げます．

■**手　順**

　①大きさの異なる明瞭な文字視標を用意します．

　②読める範囲で小さめの文字を選択します．

③顔の正面に視標を手で持ってき
て，選択した文字を凝視します.

④他方の手で頬杖をついて顔を固定
します.

⑤視標を持った手を水平方向にゆっ
くりと動かします.

⑥凝視を続けて文字を眼で追い，読
めることを意識します.

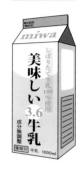

⑦眼の可動域の限界を超えると読めなくなります.

⑧読めるぎりぎりの場所で視標を固定します.

⑨凝視を続けて 10 数えます.

⑩凝視を続けて視標を顔の正面にゆっくり戻し，持
ち手を替えます.

⑪同様に反対側の可動域の限界点で 10 数えます.

⑫5 分間これを繰り返します.

2) スキャニング訓練

狭い視野を使って，眼の前の光景を全体的に把握す
る方法です.

■手 順

① A3 用紙に下図を印刷します.

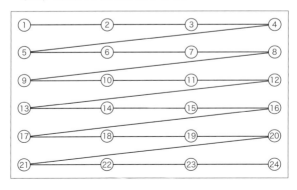

②頬杖をついて，顔を固定します．

③1から順に24まで眼で追って音読します．

④5分間これを繰り返します．

⑤慣れてきたらより大きい紙に印刷するか，用紙を
眼に近づけて行うようにします．

3）視覚探索訓練（おんせんココア＋）

視線移動を使って，数字を順にすばやく見つける訓
練です．

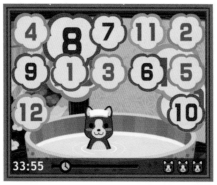

http://pokedebi.com/to/onsen/（画像提供：ビーステックス）

お勧めの無料ゲームです．これを視野狭窄訓練に使
用します．ただし，iPadを使用し，表示
ブラウザを Puffin（https://apps.apple.
com/jp/app/puffin-web-browser/
id472937654）にして行います．

point

視野が狭い人は，探す範囲が広いほど視覚探索が困難です．そのため，簡単にできるときはゲームの難易度を上げるのではなく，できるだけ大きな画面に映すようにするか，画面に近づいて行うようにします．

　視野が狭くても，眼を動かすといろいろ見えてきます．特に中心視野が残っている場合は，視線の規則的な移動を行うことによって，眼の前の風景を把握しやすくなります．ちょうど単眼鏡の狭い視野をいかにうまく使うかの練習が，視野狭窄の眼を動かす方法として活用できます．

4) 単眼鏡訓練

　単眼鏡は，補装具の眼鏡（弱視用・焦点調整式）として手に入れることができます．しかし視野が狭いため，使用するにはコツが必要です．

point

コツの習得には，視野狭窄の訓練に似た練習が効果的です．利き手で板書をノートに書き込めるように，単眼鏡は反対の手（非利き手）で操作できるようにしましょう．

■ポインティング訓練

　①使用者の前に立ちます．
　②文字の書かれた視標を片手に持ちます．
　③それをさまざまな場所に呈示します．
　④呈示してから読むまでの時間を計ります．

■ トラッキング訓練

①使用者の前に立ちます.

②視標を左右にゆっくり動かします.

③これを単眼鏡を動かして追いかけます.

■ トレーシング訓練

①黒板などに長い線でつなげた文章を書きます.

②単眼鏡を動かして線をなぞります.

③何と書いてあるか報告します.

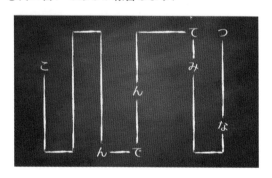

■ スキャニング訓練

視野狭窄のスキャニング訓練を行います(p.109参照).

5) 強拡大の拡大鏡訓練

拡大鏡は,拡大率が大きくなるにつれて,見える範囲,つまり視野が狭くなります.視野内に見える文字が5文字以内になると,読書速度が急に遅くなります.それでも上手に読めるようになるにはコツがいります.視野狭窄や単眼鏡の訓練に準じた訓練が効果的です.

膜プリズム眼鏡で眼球運動をカバーする

視野狭窄があるほうの眼球運動を助けるために，膜プリズムを眼鏡に貼ることがあります．しかし，プリズムを通して見えるものは実際の位置と異なっていますので，対象の存在を認識するのには役立ちますが，それに手を伸ばすと間違った方向に伸びてしまいます．そのため，膜プリズム眼鏡を安全に使うには，慣れとコツがいります．

象眼鏡で視野を広げる

凸レンズでできた拡大鏡を虫眼鏡というのに対して，小さく見える凹レンズを象眼鏡ということがあります．ものが小さく見える代わりに，広い範囲を見ることができます．すなわち，視野が広がります．しかし，もののある位置は変わりますので，それを見ながら手を伸ばしても掴むことはできません．全体を把握したり，見えたもの同士の位置関係を把握することに使用をとどめることが大切です．

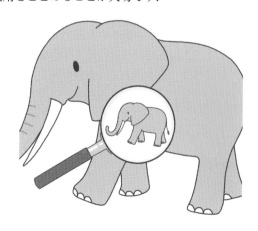

● 見え方の自覚

見え方を知って活用へ
1)「見え方」を振り返る

「見えにくい」という自覚があっても,「どう見えているのか」ということを意識していない人は多くいます. 支援者側も "生活ができているのであれば, それなりに見え方をわかったうえで視覚を活用しているのだろう" と考えがちですが, そうでない人が多くいます. 視覚の活用に最初に必要なことは, 自分の「見え方」を考えてもらう, 一緒に考えるということになります.

2) 言語化してみる

「見えない」という言葉は1か0の表現になってしまいます. ロービジョンの人は「以前と同様に見えない」という意味で「見えない」と表現することも多いです. そのため, 具体的にどのように見えていないのか, 身近な話題から確認していく必要があります. 最初は言葉で説明することが難しいと思います. 会話を繰り返すことで, お互いが共通のイメージをもてるようにしていきます. そのなかで, 自分の見え方を知らなかったということに気がつく人も多くいます. また, 相手に伝えることで自分の理解も深まります. それは第三者に見え方を伝えるということにつながります.

point

「見え」に対する自己評価が低いときは,「見えない」という表現が多くなります. そのようなときは「どんな感じに見えていますか?」と言葉にすることを促しましょう. どのように見えていないのか・見えているのか話をすることで,「見え方」を考える・気がつくきっかけにつなげていきます.

3)「見え方」を意識する

「見る」ということを普段の生活であらためて意識してもらい,自分がどう見えていないのか,どう見えているのかを考えてもらいます.生活場面で意識して「見る」,特にどのようなものが「見えている」かを意識してもらうことで,「見えなくなってきた」という意識も変えていきます.

point

同じ見え方でも,「これも見えない」と考えるか「これも見える」と考えるか,そこには大きな違いがあります. 見え方を変えるのではなく,保有視覚に対する考え方・意識を変えることがポイントです.

4) 視覚の活用

見え方が自分なりに理解できたら，次は見えている部分をいかにうまく活用するかがポイントになります．そのために，まずは「見て」動かすという形で練習をしていきます．「意識して見続ける」状況を作り出すことで，「見る」ことに対して理解が深まります．自分の見えている部分はどこか，どのような角度が見やすいのか，眼球運動訓練を行い，一緒に整理していきます．

point

眼球運動訓練をしていると，「少しはっきり見える部分がある」「このあたりも何となく見えている気がする」という表現をされることがあります．利用できる部分は 1 ヵ所とは限りません．ほかに活用できる部分を探すのも重要です．

5) 活用方法の提案

自分の見え方がわかり，視覚を活用したいという気持ちが出てきても，どのように活用するかがわからなければ効果的な活用はできません．基本的な活用法を伝えることで，自分で工夫していく人も多くいます．支援者は可能な限りさまざまな活用法を知り，情報提供できるとよいでしょう．実際の現場で患者さんと共に確認することで，活用法の理解は深まります．

■視覚の活用法 ①状況把握

歩いていても情報が入ってこない，行きたいお店を探せないという人が多くいます．屋外ではなるべく遠くのほうを見ながら歩き，左右の情報を把握するようにします．

視標

  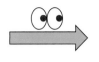

眼球運動の基本①：視標を見ながら，眼球をゆっくりと左右に動かします．このとき，頭を動かさず眼球のみを動かします．見続けるという意識が大切です．

- 駅構内の看板はある程度大きいので，左端から右端まで確実に眼球を動かして文字を読みましょう．見落としがなくなり，「おかしい，書いてない」がなくなります．

  → 「あらためて確認したら，読んでなかったところがありました」

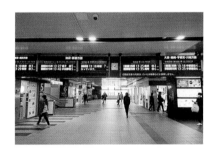

- 見る目標を定めて，そこを目指して歩くことで方向は確保できますが，その結果，周囲の状況が把握しにくくなります．左右に視線を動かして，周囲の情報を拾うことでより安全に歩行することができます．

➡「お店がずいぶん減ったと思っていたけれど，眼を動かしたら以前と変わらずお店があるのがわかりました」

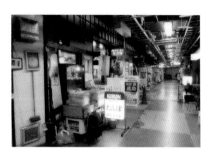

point

周辺視しか利用できない，活用できる視覚がほとんどないと患者さんが感じている場合でも，「見る」ことを意識することで「なんとなく見えている」ものがわかると，生活場面では保有視覚を活用できることがあります．全く見えないよりも，少しだけでも「見えている」のであれば活用法を検討します．支援する側が「見えている」ことをどう活用できるか，どうにか活用できないか，常に考える必要があります．

■視覚の活用法 ②探索

見落とし・探しもれがあるという人がいます．見えている部分で雑巾がけをするように「意識してしっかり見て」確認することで，少し時間がかかっても効率良く探索することができます．

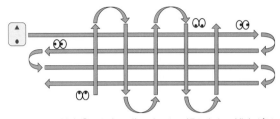

眼球運動の基本②：左右に動かすことに慣れたら，雑巾がけをするように眼球を動かしていく練習をします．決めた場所をゆっくりと確認し，見落としを減らします．このときも，見続けるという意識が大切です．

- 急いで眼を動かしてしまい，目的のものが視野に入らず，探しもれをする人が多くいます．ゆっくり見ながら眼を動かすことで，「さっき見たときはなかったのに」ということがなくなります．

  ➡ 「机の上に置いてあるものや落としたものの発見が早くなったように思います」

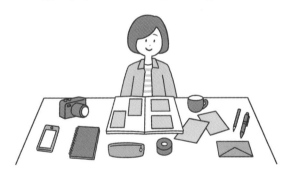

- 食べ始める前に，眼を動かして全体を把握しておくと食器の配置がイメージできます．また，大皿の上，お盆全体と決めて眼を動かすことで，食べ残すことがなくなります．

  ➡ 「自分の食べる分がわからなかったり，お皿に食べ残しをすることが多かったけど，全体をイメージできるようになりました」

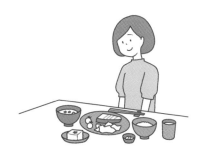

- 信号機を探す場合は，まず横断歩道の幅に目線を動かし，柱を見つけて上に視線を動かすと探しやすいです．また，信号機がありそうな所にあたりをつけて眼球を雑巾がけのように動かすことで，早く探すことができます．

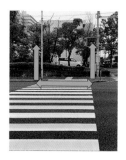

  ➡ 「知らない交差点に行くと信号機を探すのに時間がかかっていましたが，探すのが楽になりました」

6）見え方の再構築

　視覚の活用ポイントがわかってくると，今までできなかった生活場面で活用できるようになる人もいます．最初と同様に会話を重ねつつ，どのように見えているか，どのように活用するとよいのかを整理していきます．見え方は疾患の進行状況によって変化していきます．常に最大限の活用をできるような意識づけも大切です．

> ## point
>
>
> 自分で活用法に気がつくことで，自信につながっていきます．本人が使えそうな場面に自発的に目を向けるような言葉かけも大切です．

7）見え方の限界を知る

　活用法がわかってくると，自分の見え方の限界もわかってきます．なんとなく見えるような，見えないような，グレーゾーンにしていた部分を整理していきます．そして視覚で対応できない部分は，視覚以外の方法で補う工夫をしていくように話をして，リハビリテーション訓練につないでいきます．

見え方の伝え方
1）見え方・見えにくさを自覚

　外来の検査室と自宅や職場など生活する場では環境が異なります．文字の大きさや書体，白黒反転の効果など，外来である程度見えやすさを確認した後は，自

宅での見え方はどうかを確認してもらいます．居間や台所，玄関など照明の色の種類などで見え方に変化があります．同じ場所でも窓の方向を向いて座っているのか，窓を背にして座っているのか，時間帯も見え方に影響します．また，壁掛けカレンダーを見たときに一度に見える範囲を自覚したり，視線を上下左右どちらにずらしたら見やすいかなどの自己分析も有効です．

どのような条件のときに見やすいかを自覚できると，たとえば銀行のATMは，天井の照明の位置や入口からの太陽光の影響などで操作画面が少しでも見やすい場所を利用するなど，生活の場で生かすことができます．

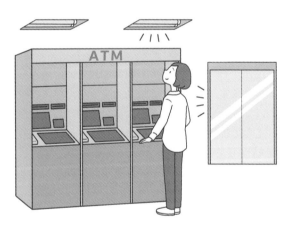

point

実際の生活環境のなかで見え方を自己分析してもらうのがポイント！　自分の見え方・見えにくさを自覚し，生活場面の工夫として生かしましょう．

2) 伝え方の工夫

　自分の見やすい文字の大きさや見える範囲を自覚することができたら，他者にわかりやすく伝える方法を一緒に考えます．

　たとえば，「視野の中心 10 度は腕を伸ばしたときのげんこつの大きさくらい」や「65 point の文字の大きさは 100 円玉くらい」など，みんなが共通して認識できるものに例えて，具体的に伝わる表現に変換します．

　また，具体的に見やすい文字を書いた見本を提示する方法もあります．たとえば，受診後に次回の予約日をメモ書きしてもらうときに，「これくらいの文字の大きさで書いてください」と，見本を提示して依頼します．また自分の読みやすい太さのサインペンなど筆記用具も所持しておき，それで書いてもらうと自分に見やすい条件にあったメモ書きをしてもらえます．

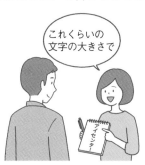

これくらいの
文字の大きさで

point

誰もが共通してイメージできる表現を考えるのがポイント！　自分が見やすい文字の大きさの見本や，見やすい筆記用具を所持するのも有効です．

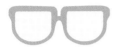

Chapter 2

視覚以外の感覚を活用しよう

LOW VISION CARE

文字情報をゲットする

● 聴覚を使って読む

　見えない・見えにくくなると，文字を読むことが難しくなります．そこで困るのが読書です．視覚障害者の読書環境は，以前と比べるとかなり良くなっています．

視覚障害者情報提供施設を利用しよう

　各都道府県には，一つ以上の視覚障害者情報提供施設（点字図書館）があります．そこに登録することで録音図書（デイジー図書など）や点字図書を借りることが可能です．視覚障害者であれば登録・貸出とも無料で利用できます．

> ## point
>
>
>
> 公共図書館でもデイジー図書や点字図書の貸出をしているところがあります．自宅近くの図書館に聞いてみましょう．

貸出・返却は図書館に行かず郵送（点字郵便）を用いて無料で行うこともできますので，施設が自宅から遠くても利用しやすいです．

point

各都道府県の視覚障害者情報提供施設はインターネットを介して全国でつながっていて，地域で登録しても全国で所蔵する図書を利用できます．

point

視覚障害者情報提供施設は，以前は "○○県点字図書館" という名称が多かったですが，点字図書の貸出だけではないため，名称を変更している施設が増えています．
施設の一覧は下記ページにまとまっています．
https：//www.mhlw.go.jp/content/001151545.pdf

また各施設では，利用者が持ち込んだ本やプリントなどを対面で読んでもらえる対面朗読（対面リーディングサービス）を行っています．そのほかに用具の紹介や使い方の説明，生活・リハビリテーションに関する相談を行っているところもありますから，見えにくくて不安がある人は一度問い合わせてみるとよいでしょう．

point

対面朗読（対面リーディングサービス）は，公共図
書館で実施していることもあります．近くの公共図
書館に問い合わせてみましょう．

1) デイジー図書で読もう

　視覚障害者用の録音図書は，DAISY（Digital Accessible Information System）という国際標準規格に準拠して作られており，デイジー図書と呼ばれます．デイジー図書は，図書を読み上げた音声をデジタル録音し作成されています．そして，見出しや読みたいページへの移動が簡単にでき，再生スピードを変えて聞くこともできます．

　デイジー図書が再生できる専用再生機は，2023年現在，卓上型2種類，携帯型1種類が販売されています．これらの機器は多くの自治体で，日常生活用具の対象となっています．

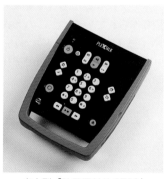

卓上型「PLEXTALK PTR3」

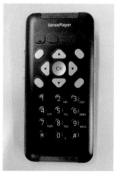

携帯型「SensePlayer」

point

パソコンやタブレット PC，スマートフォンをもっている人は，デイジー図書再生用のアプリをインストールすることで，専用再生機がなくても利用できます．アプリは複数販売されており，価格やできることが異なりますので，購入前に確認が必要です．

■デイジー図書にもいろいろある

　一般にいうデイジー図書は「音声デイジー」で，その図書の音声データと見出しのテキストデータが含まれています．このほかに，音声データがなく全コンテンツのテキストデータだけという「テキストデイジー」も少しずつ増えてきています．テキストデイジーは，テキストデータを合成音声で読み上げさせる TTS（Text To Speech）機能で聞くことができ，デイジー図書が短い期間で制作可能なのが特徴です．

　また，図書の音声データとテキストデータに加えて一部の画像データ（イラストや表など）を含んだ「マルチメディアデイジー」も作られています．この形式は，文字の拡大表示やハイライト表示ができるため，視覚障害児や学習障害児の教科書などで多く利用されています．

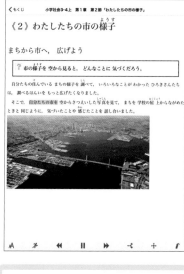

マルチメディアデイ
ジー教科書
〔アプリ名：「ボイス
オ ブ デイジー」
(iOS デバイス向
け)，販 売 元：
CYPAC〕

point

最近は映画の音声に，登場人物の動きなど"見えな
くて，聞くだけではわからない状況"の音声解説が
付加された「シネマデイジー」が増えてきています．
また，小説だけでなくマンガの音訳や点訳も増えて
きています．本が苦手という人も一度試してみると
よいでしょう．

2) サピエ図書館を活用しよう

サピエ図書館は，インターネット上に開設された視
覚障害者等用の電子図書館です．全国視覚障害者情報
提供施設協会（全視情協）が運営しています．サピエ
図書館に利用登録すると，点字図書約 26 万タイトル，
デイジー図書約 13 万タイトルを無料で，好きなとき
に楽しむことができます．

加えて，全国の視覚障害者情報提供施設が所蔵する約81万タイトルの図書を検索でき，オンラインで貸出を依頼して取り寄せることもできます．またサピエ図書館経由で，国立国会図書館視覚障害者等用データ送信サービス（デイジー・点字）を利用できます．

　サピエ図書館の利用には，地域の視覚障害者情報提供施設への登録が条件となります．サピエ図書館のIDとパスワードは，サピエ図書館のホームページから登録申請をするか，利用登録している施設に依頼して発行してもらいます．費用は無料です．

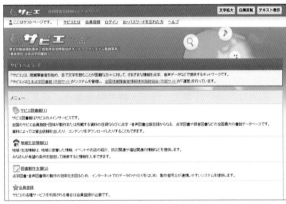

視覚障害者情報総合ネットワーク「サピエ」トップページ
(https://www.sapie.or.jp/cgi-bin/CN1WWW)

> ## point
>
> サピエ図書館はパソコンやスマートフォンがあれ
> ば，インターネットを通じて利用できます．また，
> 専用のアプリがあると図書検索や再生などが簡単に
> できます．

スマートフォンやタブレット PC などのデバイスを活用しよう

　文字情報の取得は，視覚障害者にとって重要なニーズです．スマートフォンやタブレット PC などの ICT（情報通信技術）機器の活用やウェアラブルデバイスの登場で，情報の受け取り方は大きく変わろうとしています．患者さんに端末などを紹介する際は，ニーズに合わせて使い方を説明しましょう．

> ## point
>
> 受け取りたい文字情報の種類を見極めましょう．
> ①プリント，②書籍，③教科書，④その他の生活情
> 報に分けて，紹介する端末やアプリなどを変えるこ
> とが大切です．

1）プリントの文字情報取得

　プリントをスマートフォンなどの背面カメラを用いて撮影することで，OCR（光学的文字認識）を行い文字情報を受け取れます．

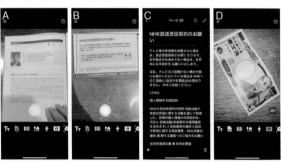

背面カメラで撮影することで，印刷物の内容が音声化できるアプリ．A：図書を音声読み上げするために撮影している様子．B：印刷物を撮影している様子．C：画像認識で，印刷物（B）がテキスト化された表示．D：紙幣を音声で読み上げている様子．
〔アプリ名：「Seeing AI」（iOS デバイス向け），販売元：Microsoft Corporation〕

2) 書籍の文字情報取得

　見えにくくなり活字の本を読むのが難しくなってきた人でも簡単に利用できる読書が，前述の録音図書（デイジー図書）やデジタルで配信される電子書籍です．すべてではないですが，自分で電子書籍を購入し，パソコンやスマートフォンの読み上げ機能（合成音声）を利用して，音声で楽しめるものがあります．Kindleなど，少しずつ聴ける電子書籍が増えています．

　それ以外に，声優やプロのナレーターが読み上げた「オーディオブック」もあり，購入して本を楽しむことができるようになっています．

■練習なしに"耳"で読もう

　見えにくい場合の読書は、画面を拡大して見ると視野に入る文字数が減るので長い文章は読みにくくなりますし、点字図書を利用しようと思っても、点字を触って読めるようになるにはかなりの練習が必要になります。

　録音図書は、活字の本を人が読み上げた音声を録音したもので、再生する機器さえあれば特別な練習なしに利用できます。また電子書籍は、電子書籍リーダーで文字を大きくしたり、画面の配色を変えたりして利用できます。アプリによっては、音声で読み上げさせることも可能です。

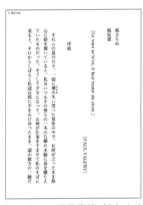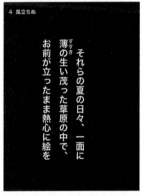

標準表示の電子書籍（左）と文字サイズなどを個別設定後の電子書籍（右）。
〔アプリ名：「i文庫HD」（iOSデバイス向け），販売元：Dwango〕

　アプリでは、合成音声での読み上げとなります。合成音声を利用すれば、テキストとして保存されているデータの多くを音声で読み上げさせることができるので、利用できる図書の範囲が広がります。

3) 教科書の文字情報取得

教科書用に特化した電子書籍リーダーの使用や，著作権に配慮した情報の入手方法を患者さんに紹介することが重要です．

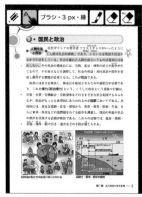 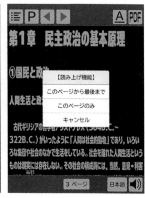

教科書に特化した書籍リーダー
〔アプリ名：「UD ブラウザ」（iOS デバイス向け），販売元：Climb App〕

小学生から高校生までが認定教科書をデジタルデータとして受け取ることが可能なサービス〔AccessReading（アクセスリーディング）：https://accessreading.org〕

point

学童などへの導入の際は，教科書の著作権への配慮
や学校での使用を想定して，端末の機能を限定的に
するなどの対応が必要です．設定 → アクセシビリ
ティ → アクセスガイドで，端末の使用できる機能
に制限をかけることができます．

4) その他の生活情報の取得

ニュースや天気などの生活情報の多くは，Siri（発
話解析・認識インターフェース）に代表される音声認
識により入手・発信できます．また，スマートスピー
カーに代表される完全対話型の操作を前提とした ICT
機器も多数登場してきています．

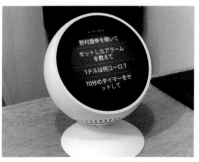

スマートスピーカーなどでは，話しかけるだ
けで天気やニュース，音楽再生，インターネッ
トショッピングなどを利用することが可能です
（写真は Amazon Echo Spot）.

※ Siri は，Apple Inc. の商標です．

ウェアラブルデバイスを活用しよう

　視覚障害者の利用を目的とした，テキスト認識と音声化を可能とするスマートグラスなどのウェアラブルデバイスも登場しています．

　白杖などを手に持つことが多い視覚障害者にとって，視線の先にある対象を指さしなどのジェスチャーで読み上げできることは有効性が高いといえます．

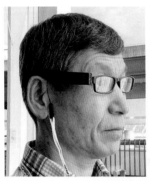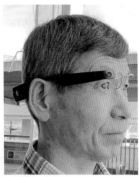

AI搭載のウェアラブル視覚支援デバイス．左:OrCam MyEye 2,
右：Envision Glasses．どちらも視線の先の対象を識別して，音声で読み上げます．

　文字情報の受け取り方が多様化する現在，患者さんのニーズと嗜好性に合わせて紹介する端末やアプリを選択しましょう．実際の体験を通して自分でも使えることを実感することで，自信を取り戻すための情報ケアを行うことが何よりも大切です．

● 触覚を使って読む

点字のいろは

　点字が作られる前は，ひもを使ったり，文字を浮き出させて読む方法がありました．木の板にアルファベットなどの文字を浮き彫りにして，指の触覚で文字を読んでいた時代もあります．そのようななか，フランスのルイ・ブライユが1825年に現在の点字の基礎を完成させました．点字は，読むだけではなく，書くことも可能にしたことで，視覚障害者の文字として評価されました．現在の6点式の点字は，約100ヵ国で使用されています．

1）点字の構造

　点字は盛り上がった点の組み合わせで，文字・数字などを点のあるなしで表します．点の配列は，1マスに横2列×縦3段の6点となっています．日本語の点字は基本的にはかな文字で，1マスまたは2マスで1文字を表します．

2）点字を読むには

　点字は指先を使って触って読むものです．そのため，触感覚がある程度使える必要があります．これには訓練が必要で，見えなくなったからといってすぐに点字が読めるようにはなりません．基本の読みができるようになるまでに，1年程度かかることが多いです．ただし，70～80代の高齢者でも読めるようになった報告もあり，時間をかけて取り組むこと，「読みたい」という気持ちがあるかが習得のポイントかもしれません．

■点字の触り方

　中途視覚障害者には，垂直水平運動による触読がよいとされています．指をできるだけ立て，1マスにつき1段ずつ下に降りて，縦に3段を触っていきます．1段目が点（○－もしくは－○）か横棒（○○）かをまず確認します．3段目までいったら，そのまま上に戻り，右に1マス分移動し，また下に降りて，次の文字の形を読んでいきます．縦の移動（垂直）と1マス分の横の移動（水平）が正確にできると，「点字が読める」ようになっていきます．

point

　①基本の読みを学んだあとは「しお」「さとう」などの簡単な単語を使って，日常生活場面で活用しましょう．
　②エレベーター，券売機や洗濯機など，ちょっと読めたら便利というところから活用しましょう．

■触って読むよいところ

　音で聞くのと違い，自分が理解しやすいペースで読むことができます．同じところを繰り返し読めますし，必要なさそうなところは読み飛ばすことも可能です．数ページ先を読んだり，ちょっとだけ戻って読みなおしたりもできます．

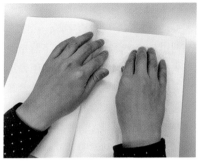

両手で触読ができると, 読むスピードがアップします.

■点字図書

点字が読めるようになったら, 地域の視覚障害者情報提供施設 (点字図書館) や点字図書の取り扱いのある公共図書館に登録をして図書を借りましょう. 貸出・返却は点字郵便物という形で郵送でき, 料金も無料です (p.185 参照).

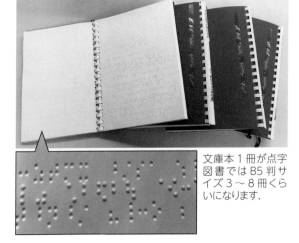

文庫本 1 冊が点字図書では B5 判サイズ 3 ～ 8 冊くらいになります.

141

3) 点字を書くには

点字を書くには，点字盤や点字器，点字タイプライターなどを利用します．点字盤や点字器を利用する場合は，紙の裏側から点筆と呼ばれる専用の道具で紙を突いて書いていきます．読むときと書くときでは反転するため，鏡文字のようになります．ただし，書くことは読むよりも比較的簡単で，半年程度あれば書きたいことは概ね書けるようになります．

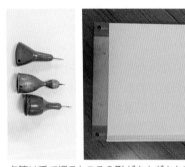

点筆は手で握るところの形がさまざまあります．点字盤に付属していますが，点筆だけ購入してみると，より打ちやすいものと出会えることがあります．

また，パソコンで点字の書き方に沿って文字を入力していき，点字データを作ることも可能です．テキストデータを点字に変換するソフト「EXTRA for Windows（エクストラ）」があり，自動で点字データを作ることもできます．作成した点字データは，点字プリンタ（ジェイ・ティー・アール，日本テレソフト）で印刷が可能です．

point

携帯型の点字器があると外出先でメモがとれます.
シールに点字を書けば好きなところに貼り付けることができます.

4) 点字を習うには

点字の読み書きを習うには,近くの視覚障害リハビリテーション施設や視覚障害者情報提供施設,視覚特別支援学校(盲学校)などに相談してください.訓練できるところであれば,読み書きの両方を実施しています.各地で実施している点訳ボランティアの養成講座では,触って読むという訓練はしていません.

個人で学習したいという人のために書籍が販売されています.『中途視覚障害者のための点字入門』(日本点字図書館),『ひとりで学べる点字触読テキスト』(読書工房)などがあります.

代読・代筆の利用

視覚障害者は,郵便物などを確認したり,書類や申込書への記入などが難しいことがあります.法律では,「代筆・代読支援」は,障害者総合支援法による意思疎通支援事業において市町村が実施できることとなっています.残念ながら,実際の取り組みは全国的に低調な状態で,サービスを提供している自治体の数は少ないです.

しかし，代読・代筆が受けられないというわけではなく，外出時は同行援護のヘルパーさんが対応できます．自宅内では居宅介護サービスのなかで実施できます．また，多くの金融機関では代筆・代読の内規を定めており，視覚障害者への対応をしています．

　必要なサービスをどこで受けることができるか，事前に確認しておきましょう．

point

現在は，スマートフォンなどのビデオ通話機能を用いて代読してもらうサービスもあります（p.172参照）．

位置情報をゲットする

● 手元の確認

凸シールの活用

　最近では，家電製品などでスイッチが平らなものが増えてきています．そのようなときに役立つのが凸シールです．貼りたい場所の色とコントラストの差がつく色のシールを使えば，ロービジョンの人には眼で見てもスイッチがわかりやすくなります．

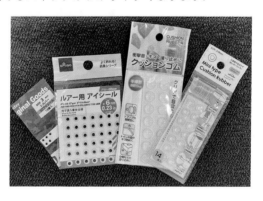

　透明のシールは，文字が記載されているスイッチの上に貼っても文字が隠れないので便利です．折りたたみ式の携帯電話のように凸シールが貼れない場合に

は，手触りがザラザラしているラメのグリッターシールが便利です．また，釣具コーナーにあるルアー用アイシールは直径 3 mm と小さいので，リモコンなど小さなボタンに貼るときに有用です．暗い所で光る蓄光タイプもあり，それぞれ 100 円ショップでも購入可能です．

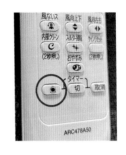

ARC478A50

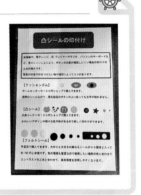
食器の選定

　白い食器でテーブルも白色の場合は，色のついたランチョンマットやお盆を使うと食器の輪郭がわかりやすくなります．また，食材とのコントラストがつくような食器の色を選ぶとよいです．冷奴を入れるのは黒や茶色など濃い色の食器，という感じです．

　また，お皿の縁は少し立ち上がりがあるもののほうが，箸やスプーンで食材を縁に寄せ集めたときにお皿からこぼれ落ちません．

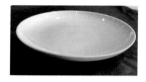

家庭用電化製品を選ぶときのコツ

　一般の家電製品も，ちょっとしたポイントを確認しながら選ぶと視覚障害の人にも使いやすいです．

- タッチパネルよりも，触ってわかる形状のボタン
- コントラストが高くわかりやすいボタンの色
- 上下に動かすなど，触って「オン・オフ」の状態がわかるスイッチ
- ボタンを押したときに「ピッ」「ピピ」と音の違いでモードの種別がわかる設計

point

電気ポットの注ぎ口は，平らではなく突起しているほうがカップの縁に引っかかるので，お湯を注ぐ際にわかりやすいです．

飲み物を注ぐコツ

1) 持ち方の工夫

コップにお茶やお湯を注ぐときは，コップの持ち方にコツがあります．

マグカップやティーカップのように持ち手があるものでも，カップの飲み口の部分を持ちます．親指と人差し指を添えることでカップの大きさとその場所がわかるので，指と指の間に注ぐようにするとカップの外に注ぐことはありません．飲み口近くまで温かいお茶が入ると，持った手に温度が伝わってわかります．

point

マグカップやティーカップでも，お茶を注ぐときはカップの飲み口の部分を持って注ぎましょう．

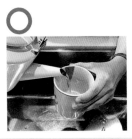

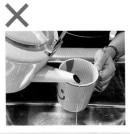

2) 色の工夫

ロービジョンの場合は，色の工夫が生かせます．飲み物の場合も，牛乳を入れるときは濃い色のカップに，コーヒーを注ぐときは白いカップに入れると色のコントラストで液体の量がわかりやすくなります．

point

カップと飲み物のコントラストをつけましょう.

3) 液体インジケーターを使おう

カップやグラス等にお湯
やジュースなどの液体を注
ぐとき,溢れさせることな
く上手に注げるよう電子音
とバイブレーションで一定
の水位を知らせてくれる
「液体インジケーター」と
いう便利グッズもあります.

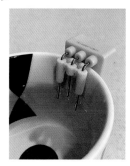

お金の弁別と財布

見えにくくなると,買い物のときについつい紙幣で
支払いをして,小銭が財布にたまってしまうという相
談が多くあります.財布ごとお店の人やヘルパーさん
に渡しているという人もいます.

お金は弁別するコツがあるので,それを知っている
と簡単に区別することができます.弁別したお金を分
けて整理する財布をあわせて活用すると便利です.

1) 硬貨の弁別

100円と10円,5円と50円の弁別が難しいですが,
どちらも硬貨の周囲の部分を触るとわかります.

100円と50円にはギザギザがあり,10円と5円
はツルツルです.金額の高い硬貨にギザギザがあるこ
とを覚えておくと,指先で簡単に弁別できます.

2) 紙幣の弁別

　次に紙幣です．紙幣にはオモテ面の右下・左下の両端に視覚障害者が触ってわかる印を入れた工夫がされていますが，実はあまりわかりやすいものではありません．紙幣の長さが異なるので，この長さを利用して紙幣が弁別できます．

　五千円札を基準に千円札は 4 mm 短く，一万円札は 4 mm 長くなっています．

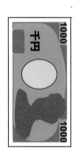
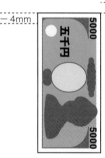
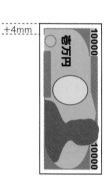

−4mm　　+4mm

point

2024 年 7 月以降，紙幣が新しいデザインに改刷されます．額面の数字は大きくなりますが，紙幣の長さは変わりません．指先で識別するマークは 11 本の斜線に統一され，位置の違いで弁別できます．

　3種類の紙幣がそろっていると比較することができますが，1枚だけ手元にある紙幣がどの種類であるかというのはわかりにくいものです．

　そこで，封筒を五千円札の長さに合わせて切り，これに挟んで長さを比較すると簡単に弁別することができます．財布に封筒を1つ入れておくと便利ですよ．

point

紙幣の端がずれないように，封筒の角を切っておくのが1つ目のポイントです．その切り込みから紙幣を引っ張り，ぴったり合わせられるので，確実に紙幣の弁別ができます．

2つ目のポイントは，紙幣を出し入れする利き手側で，封筒の切り口を上の紙だけ少し切って短くしておくことです．封筒をめくらなくても紙幣の長さが確認できます．また，封筒の下の紙の切り口部分に黒い用紙を貼ると，紙幣の色とコントラストの差がつき，視覚的にも長さがわかりやすくなります．

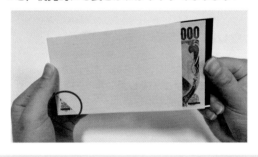

3) 財布の利用

お金が弁別できれば，工夫された財布を使うとお金の管理がしやすくなります．

紙幣や硬貨を合わせて6種収納できるユニバーサル財布や，硬貨6種が仕分けられるコインケースなどがあります．

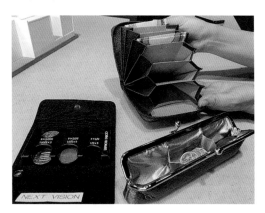

point

せっかく区別をしている財布にお釣りをそのまま入れると硬貨が混ざってしまいますので，お釣りをいったん入れる別の小さなポーチなどを用意しておくとよいです．

● 自宅での移動

安全に歩くコツ

　屋内では，白杖を使わずに安全に歩く方法があります．「手による伝い歩き」「手による防御」「方向のとり方」の3つのポイントがあります．ちょっとしたコツを知るだけで安全に移動できるので，歩行訓練士などの専門家にコツを伝授してもらいましょう．

1）手による伝い歩き

　壁を手で伝い歩くときのコツは，手を身体より前に出しておくことです．また，つき指をしないように軽く指を曲げておくこともコツです．

2）手による防御

　手による防御には「上部防御」と「下部防御」の2種類があります．廊下の横断などでは，上部防御と下部防御をあわせて使うこともあります．

■上部防御

　顔や肩くらいの位置に障害物があるときに使います．肩と同じくらいの高さに腕をまっすぐ前に伸ばし，肘を曲げ手のひらを外側にします．このとき，肘が90度より内側にならないように，また指先は反対側の肩の延長線上に位置するようにします．

■下部防御

　テーブルなど腰の高さくらいの障害物を発見するときに使います．腕は肘を伸ばしたまま身体の中央に位置し，身体から20 cmほど前方に出します．

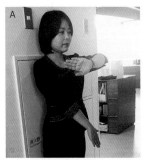
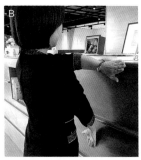

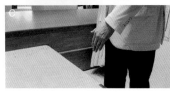

A・B：上部防御と下部防御の併用. 廊下の横断などで使います.
C：下部防御. 空間の真ん中にある机などを探すときに使います.

3）方向のとり方

廊下や部屋などの空間を歩くときに伝うものがない場合は，壁などに背中をつけて直角の方向をとってから歩き始めると，まっすぐ歩きやすくなります.

このほか，平行の方向のとり方や，交差している通路の横断方法などコツがありますので，詳しくは歩行訓練を受けることをお勧めします.

住環境の整え方

階段の降り口など段差がある場所は，玄関マットのようなものを敷くことで，足の裏の感覚で確認することができます. 朝，起床して寝ぼけているときなどマットでは気がつきにくい場合は，階段の少し手前に "のれん" をかける工夫が効果抜群です. 顔に必ずのれんの布が触れるので，「これから降り階段だ」ということに気がつくことができます.

> **point** 自宅内の安全な移動のポイントは整理整頓
>
> 家の中を"整理整頓"しておくこともポイントです.
> 「廊下にはものを置かない」「ゴミ箱の位置はいつも
> ソファーの横」など,家族でルールを決めておくと
> よいですね.

● 安全な外出

白杖について

　白杖には直杖と呼ばれる一本杖と折りたたみ式があ
り,杖の素材もアルミ合金やグラスファイバー,ブラッ
クカーボンなどさまざまな種類があります.

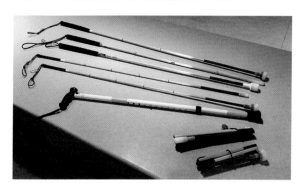

1）白杖の役割

　視覚障害者の単独歩行に欠かせない"白杖"には，3つの役割があります．

■安全の確保

　1つ目は「安全の確保」です．1〜2歩前方を確認することにより，障害物や段差等を発見するなどバンパーの役割で身体を保護します．この役割を果たすためには，杖の長さがポイントになります．一般的には，白杖を直立させたときに腋の下あたりにくる長さが必要です．

> **point**
>
> 歩くのが早い人や，成長期の子どもなどの場合は，基本の長さより少し長めの杖を使用する場合があります．

■情報の入手

　2つ目は「情報の入手」です．路面の変化や標識のポール，電柱などの目印の情報を得ることができます．溝蓋を白杖で触れたときの「シャラララ〜」の音やスーパーマーケットの入口のマット，アスファルトと芝生の境目など，特に単独歩行のときに必要な位置情報が得られます．白杖の先端には「石突き（チップ）」と

呼ばれる部分があり，まっすぐなノーマルチップや，クルクル回るローラーチップ，ゴムが衝撃を吸収してくれるキノコ型のパームチップなど，さまざまな種類があります．

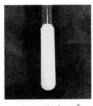 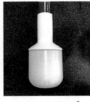 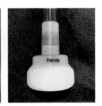

ノーマルチップ　　　ローラーチップ　　　パームチップ

■シンボル

3つ目は「シンボル」としての役割です．運転手や歩行者など周囲の人に，見えない・見えにくい人に対する注意を呼びかけます．

2) 白杖選びのポイント

■ロービジョンの人

ロービジョンの人には，シンボルとしての役割をメインとしたシンボルケーンがあります．通常の単独歩行用の白杖より細くて軽く，小さく折りたためるので，使わないときは鞄の中に入れておくことができます．

白杖を持つことに抵抗があったり，使用開始の時期を迷っている人には“お守り代わり”として鞄の中に入れて携帯することのスタートをお勧めします．

point

おしゃれでオリジナリティのある白杖だと，白杖に
愛着がわきます．
テニスラケットなどに使うグリップテープを白杖の
グリップに巻きつけると簡単にグリップの色を変え
ることができ，滑りにくくなります．白杖を立てか
けるときに倒れないように装着するぬいぐるみのク
リップやグリップカバーなども販売されています．

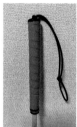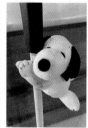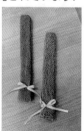

（右画像：日本視覚障害者ライフデザイン協会 HP より転載）

■高齢者

　白杖の先端のチップにはさまざまな種類があります
が，多くは凸凹した路面で杖がスムーズに動くよう意
図的に，すべる素材のナイロンなどで出来ています．
そのため，ナイロン素材のチップが付いている白杖に
体重をかけるとすべって大変危険です．身体を支える
必要があれば，ゴム素材のチップが付いている身体支
持用の白杖を使いましょう．

point

身体を支える必要のある高齢者などは，杖の先がゴムですべらない「身体支持用の白杖」を使うことが大切です．

3) 白杖選びは1回でおわりじゃない

初めてのフィッティングで，自分にぴったりの1本を選ぶのはとても難しいです．身長に対して基本となる長さはありますが，実際には歩行環境や，歩く速さ，反応速度，杖の持ち方，使い方などさまざまなことを総合的に判断してフィッティングをします．見え方や身体の状態に合わせて，使う白杖も変化していきます．最近は新しいチップや，新しい素材の白杖なども出てきています．ロービジョンケアを提供する人も白杖使用歴の長い人も，情報にアンテナを立てておきましょう！

歩行訓練

白杖は，「シンボル」用としては携帯することだけで意味がありますが，安全に安心して歩行するには，歩行訓練を受けることが大切になります．歩行訓練は，白杖の持ち方・振り方だけではありません．杖を持っていないほうの手にもコツがあります．

point

たとえば，エスカレーターや階段では自分の身体の真横ではなく，身体よりも少し前方の手すりを持ちます．そうすると，手すりの角度が斜めから水平に変わったときに，終わりが近いということがわかります．

歩行訓練では，聴覚を使って信号を判断する方法や，足の裏の触覚を使って位置や方向を確認する方法などのコツも教えてくれます．

地域によって歩行訓練を受けられる条件などが異なりますので，居住地の市町村の福祉課に問い合わせてください．

●ロービジョンの人の歩行訓練のポイント

ロービジョンの人は，保有している視覚を活用できる場面は活用しながら，白杖を用いる歩行訓練をします．視野が狭い人の信号の探し方，歩行する時間帯や天候・方角によってまぶしくて信号が見えないときの工夫などです．

また，歩行訓練をする場所も自宅周辺に限らず，駅など希望の場所や，階段，エスカレーター，電車乗降と部分的な場面をピックアップして訓練を受けることも可能です．

歩行環境の整備

視覚障害者が歩行訓練をして歩行能力を上げるだけでは，安全に歩行することができません．安全に歩行するためには，環境の整備も欠かせません．

環境の整備は，音響式信号機や視覚障害者誘導用ブロック（点字ブロック）の敷設だけではなく，舗装の修繕や溝蓋の設置，草刈りなど多岐にわたります．

point 定期的に環境チェック！

病院周辺の環境はどうでしょう？　点字ブロックのすぐ近くに，傘立てやプランターなどがありませんか？　病院周辺の路側帯や横断歩道の白線が消えかけていませんか？　樹木の枝が歩道に飛び出したりしていませんか？　時々スタッフで点検をしてみるとよいですね．

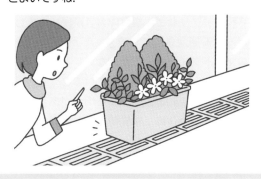

社会の理解向上

視覚障害者の歩行に関して，社会全体で理解するのはとても重要なことです．視覚障害者の歩行能力は人によって異なります．また，歩行環境においてもさまざまです．

1) 周囲の協力

　信号の判断がつかない人や道幅が広い道路の横断で
まっすぐ渡れない人でも，その場に居合わせた人が「信
号が青になりましたよ」「一緒に渡りましょうか？」
と声をかければ，道路を横断することができます．

　バスや電車に乗った視覚障害者に対して，空席を伝
えたり，降車ボタンの位置を伝えたりと，外出時のサ
ポートは手引きだけではありません．視覚障害者がど
のような場面でどのようなことに困るのか，どのよう
なサポートが必要なのかを想像できる人が増えると，
視覚障害者の安全な外出が実現すると思います．

2) 視覚障害者の"目"となるスマートフォン

　また，最近はスマートフォンの音声ガイドやアプリ
を駆使して位置情報を得ることができます．進行方向
に身体の向きが合ったときにブルブルと振動して知ら
せてくれるアプリなど，視覚障害者が使いやすいアプ
リもどんどん開発されています．しかし，「視覚障害
者はスマートフォンなんて使えない」という思い込み
から，スマートフォンを操作していると「眼が見えて
いるのではないか」と誤解される場合があります．

　まだまだ社会全体に，視覚障害者の本当の姿を知っ
てもらう必要がありますね．

手引き者の技術向上

視覚障害者を誘導することを"手引き"といいます．肩や腕を持っているだけのように見えますが，実は手引き者，視覚障害者ともにさまざまな行動のポイントがあります．お互いがコツや合図を知ることで，とてもスムーズに手引きをすることができます．

手引き者は，「右に曲がります」「1段の段差を降ります」「信号が赤なので止まります」など環境の変化を説明しながら歩きます．このような状況説明のなかで，行動面の情報は，手引きのコツを知っていれば身体の動きからも伝わります．

たとえば，半歩前を歩く手引き者が1段降りるとき，誘導されている視覚障害者には，肘を持っている手の位置がどれくらい下がるかによって段差の高さが伝わってきます．

point

手引き者は，手引きしている手を身体から離れないようまっすぐ身体に沿わしておくのがポイントです．

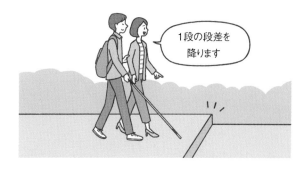

1段の段差を
降ります

盲導犬

1) 盲導犬ってなに？

　盲導犬は視覚障害者の歩行を助ける補助犬です．身体障害者補助犬法に基づき，介助犬・聴導犬・盲導犬が訓練・認定されています．道路交通法では，視覚障害者が道路を通行するときは，白杖か，盲導犬育成施設が訓練した盲導犬を伴わなければならないと規定されています．

2) 盲導犬はどのようなことをしてくれてるの？

　盲導犬には，ハーネス（盲導犬用の胴輪）をつけることになっています．ハーネスがあることで，周囲の通行者から見ても一般的な犬と違うことがわかります．

　盲導犬をよく知らない人は，自動運転の車のように目的地を言うと連れていってくれる，信号機の色を判断して横断してくれるというイメージをもつかもしれません．しかしそのようなことはなく，盲導犬は，ユーザーの指示で動いています．具体的には「道を歩く」，「交差点や階段などの前で停止する」，「障害物を避ける」などで，安全に誘導していきます．

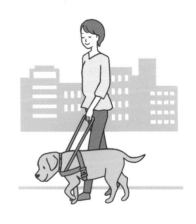

> ## point
>
>
>
> 盲導犬はユーザーの指示が間違っていて危険な場合
> は,その命令には従わない不服従訓練を受けています.

3) 盲導犬はお金がかかりますか？

　盲導犬の育成は,各都道府県や地方自治体の公費,寄付・募金で賄われています.そのため,ユーザーには無償貸与され費用はかかりません.ただし犬と生活を共にすることになりますので,一般的な大型犬を飼育する程度の費用(ドッグフード代,医療費など)は必要となります.最初に盲導犬を迎え入れるときは犬具などをひと通り準備するため,4～5万円必要となることもあります.

> ## point
>
> 盲導犬に必要なハーネスなどの犬具は,育成団体によって無償給付しているところもあります.また,居住地の行政,獣医師会などが医療費などの補助を行っている場合があります.

4) 盲導犬ユーザーになる条件は？

　育成団体によって条件の細かい部分が異なりますので,事前に行政や育成団体に問い合わせてみるとよいでしょう.ここでは基本的な条件を掲載します.

- 18 歳以上で身体・精神ともに健康な人
- 身体障害者手帳の交付を受けた視覚障害者であり，眼の見えない人，見えにくい人
- 盲導犬に愛情をもち，飼育管理に責任をもてる人
- 自立精神が旺盛で，社会参加をしようとしている人
- 約 4 週間の共同訓練を受けられる人

5) 共同訓練とは何ですか？

共同訓練とは，これから一緒に過ごすことになる犬と生活し，お互いの理解を深め，盲導犬歩行の基本的な技術を学んでいく訓練です．前半は育成団体に入所して生活し，歩行だけでなく，ブラッシングやトイレなどの犬の世話も学んでいきます．後半は自宅に戻り生活環境で訓練を継続します．

point

育成団体で体験会などを実施していることもあるので，参加してみるとよいでしょう．各団体によって方針は微妙に異なるので，複数に相談してみるのもよいかもしれません．

同行援護

同行援護とは，視覚障害者の外出支援を行う国の事業のことです．内容は，視覚障害者の外出時に同行し，移動に必要な情報提供や援助を行います．そのなかには，代筆や代読を含む視覚的情報の支援も含まれています．

1) 利用できる対象者は？

『同行援護アセスメント票』において，調査項目中の「視力障害」，「視野障害」および「夜盲」のいずれかの点数が1点以上であり，かつ，「移動障害」の点数が1点以上の人が利用対象者となります．「夜盲」には，網膜色素変性や錐体ジストロフィ，眼白皮症などによる「過度な羞明」なども含まれます．また，「夜盲」については必要に応じて医師意見書が必要な場合があります．

国の基準では，『同行援護アセスメント票』で対象になれば年齢や身体障害者手帳の有無は問いませんが，実施している市町村の自治体では，原則として視覚障害の身体障害者手帳の取得が必要な場合が多いようです．また，障害支援区分の認定は原則必要ありませんが，肢体不自由など眼以外の身体の状態に応じて区分認定を受ける必要がある場合があります．

2) どのようなときに依頼できるの？

通院や買い物などはもちろんのこと，映画館に行くなど社会参加や余暇活動についても利用が認められます．宿泊を伴う外出にも利用できます．また，同居の家族がいても利用できます．制度の特徴として「自宅発着」でなくても問題ないので，自由が利きます．

なお，以前は通学や通勤に利用できませんでしたが，2020年10月から雇用施策と福祉施策が連携し，通

勤や職場などにおける支援を促進するため「重度障害者等就労支援特別事業」が開始されて，通勤時にも利用できるようになりました．しかしながら，2023年1月時点では50自治体で実施されているだけで，まだまだこの事業について知ってもらう必要があります．

医療従事者は自分が勤務している眼科のある市町村で事業実施の有無を調べて，ぜひ情報提供を行ってください．

point

「重度障害者等就労支援特別事業」が開始され，事業の利用条件を満たせば通勤に同行援護を利用できるようになりました．事業の実施状況は市町村に確認が必要です．

同行援護は，国の事業なので原則全国統一の基準ですが，自治体によって利用できる時間数などに差がある場合があります．

■施設に入所あるいは入院中の場合

施設に入所している人は，基本的に同行援護を利用することはできませんが，帰宅中など施設を利用しない日は利用できます．また，入院中の医療機関からの外出・外泊にも同行援護が利用できます．

■移動支援

同行援護が利用できない場合に，「移動支援」を利用できる場合もあります．移動支援は，市町村の地域生活事業のため，実施や利用の可否は各自治体によって異なります．

　視覚障害があり，移動に関して困っていることがあれば，利用できる制度や手続きの詳細などを居住地の市町村の障害福祉課（身体障害者手帳の手続きをするところ）の窓口に問い合わせてください．

・**ワンポイント情報：同行援護事業に関する相談**
　日本視覚障害者団体連合では，毎週木曜日（10～16時），同行援護に関する専門知識をもった専門員が電話による相談に対応しています．
　電話：03-3200-0011（ガイダンス5番）
　また，メールで無料相談ができます（メールアドレス：110@jfb.jp）．タイトルに「同行援護110番」と記載し，本文に氏名・年齢・都道府県名・メールアドレス・電話番号を記載してから，質問などを書いてください．

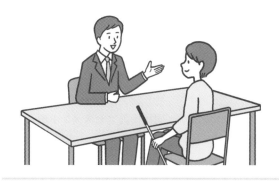

> ## point 同行援護のまとめ
>
> - 同居の家族がいても利用できる
> - 全盲の人だけでなくロービジョンの人も利用できる
> - 入院中も利用できる
> - 映画や買い物，散歩など余暇活動にも利用できる
> - 自宅発着以外も利用できる（通院介助サービスでは自宅発着が原則）
> - 通勤・通学に利用できる（自治体による）

3) 同行援護を利用するまでの流れ

　同行援護のサービスを希望する場合の窓口は，居住地の市町村の障害福祉課になります．

　手続きの流れは，申請時に窓口で手続きが完了する場合や，申請後に調査員が自宅に訪問する場合など市町村によって，また対象者の状況によって異なります．

　例として K 市の場合を紹介します．

■ K 市の場合

- 利用者本人が障害福祉課の窓口に申請に行きます
  ※身体障害者手帳と認印を持参

- 窓口で，市職員が『同行援護アセスメント票』による聴き取りを行います

- 同行援護利用対象者であることが確認できれば，同行援護事業所などの情報提供があり，利用に向けて事業所と契約します

（※障害支援区分認定が必要な場合は，その場で認定調査を実施しており，40分〜1時間程度時間がかかります）

↓

- 1週間以内に障害福祉サービス受給者証が自宅に届きます

　※受給者証は1年に1回，誕生月に更新があります

point

同行援護サービスを提供する多くの事業所は，利用時に白杖を携帯することが原則ルールとなっているので，白杖も忘れず準備しておきましょう．

デジタルな移動支援

　白杖で単独歩行をする場合，ICT（情報通信技術）の活用は，安全でスムーズな移動に大変有効です．GPSとコンパス機能によるスマートフォン用の地図アプリ，インターネットを利用してのビデオ通話機能を活用した人的サポートやAI（人工知能）による画像認識で，スマートフォンのカメラが眼として利用できるようになりました．

1) 迷っても安心

　歩きなれた道でも考え事をしていたり，駐車場のような広い場所では方向を失いやすいです．このような

場合に GPS とコンパス機能を利用した「BlindSquare」や「Soundscape」などのアプリを利用すると，方位や周辺の情報を知ることができて安心です．

2) ビデオ通話機能で眼の代わり

家族や友人とビデオ通話をして，カメラの映像を見て説明してもらうことができます．また，ボランティアに見てもらう「Be My Eyes」のほかにも，「アイコサポート」のようなトレーニングされたガイドオペレーターに有償で案内してもらう遠隔サポートも始まっています．

3) ナビタグ（二次元コード）で案内情報をキャッチ

■ コード化点字ブロック

点字ブロックの警告ブロックに黒点と三角を加え，スマートフォンを向けることで周辺情報を音声で案内してくれます．専用アプリ「Walk & Mobile」を利用します．

■ shikAI

点字ブロックの警告ブロックに設置された QR コードをスマートフォンで読み取ることで，目的地までの経路案内をしてくれるアプリです．

■ Navilens

カラフルな二次元コードのタグを遠距離から読み取るシステムです．18 m 離れたところからでも移動に必要な情報を得ることができ，距離と方向をリアルタイムに知ることができます．

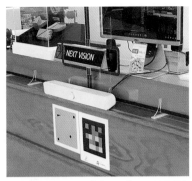

神戸アイセンタービジョンパークの受付カウンターに，案内としてナビタグを設置しています．右：Navilens のタグ，左：コード化点字ブロック.

4) 移動支援専用のナビアプリ

■ナビレク

任意に移動した歩行経路を音声ガイド地図として作成し，経路案内を受けられるアプリです．視覚障害者にニーズのある場所への音声ガイド地図が「ナビ広場」というサイトで公開されています．

■あしらせ

靴に付けるデバイスとスマートフォンを無線でつなぎ，進行方向を振動で足に伝えるナビアプリです．足への振動だけで歩行ナビゲーションが受けられるのが特徴です．

■ Eye Navi

AI によるカメラ画像の認識で，信号機の色，進路上の人や自転車の存在，点字ブロックや横断歩道，車止めなどを検出し，音声で知らせてくれるアプリです．また，経路と周辺情報を知らせてくれるので，盲導犬ユーザーにとっても助かります．

point

スマートフォンを手に持っ
ての移動は危険です．首掛
けホルダーを使いましょ
う．イヤホンでは，環境音
が聞き取りにくくなりま
す．骨伝導や眼鏡型のス
ピーカーがお勧めです．

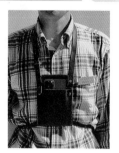

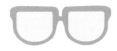

Chapter 3

支援制度を活用しよう

LOW VISION CARE

ロービジョンケアの心構え

● あなたも支援制度の一角を担っている！

　視覚障害に対して，国はさまざまな支援制度を用意しています．これらは使われることによって生かされ，また，実は国も利用者の数によって患者数やニーズの大きさをはかるというしくみになっているのです．ですから，利用者があまりに少ないと支援制度やその疾患の研究は必要ないと判断される可能性もあるのです．

　視覚障害の場合，外見からは察知できないので，多くの人が不自由さを隠し，苦労して仕事をこなしていたり，場合によっては，家族や親しい人にも障害をもつことを知らせずに付き合っている現状があります．ともすると，支援制度を受けたくないという人もいます．これを受けると周囲に障害が知られるのではないか，という懸念をもつことも多く，さらには，自分が支援制度を使える状態であることすら知らない人も多

いのが実情です．しかし前述のように，必要な人が支援制度を利用しないと実態が見えなくなってしまうおそれがありますので，視覚障害者自身も支援制度を動かし，さらに良いしくみにしていくための一角を担っていると言っても過言ではありません．

point

支援制度は利用して初めて生かされます．

2018年7月，身体障害者手帳における視覚障害の認定基準が大幅に改定され，より不自由さに対応した基準になりました．また，2022年1月から障害年金の審査に用いる視覚障害の認定基準も一部改正されています．これらも使われて初めてその良さやまだ不完全なところも見えてくるというものです．今後，視覚障害者や医療者が支援制度や基準改定に参画して情報を収集することは，治療研究にも増して重要なことであるといえます．

支援制度を使いこなそう

● 身体障害者手帳と社会福祉サービス

補装具と日常生活用具

障害者総合支援法（障害者の日常生活及び社会生活を総合的に支援するための法律）で決められた障害者用の補助具には，自立支援給付から支給される補装具と地域生活支援事業から給付される日常生活用具があります．

> ## point
>
> 基準額以内のものなら9割引で買えます．購入前に，補装具費支給申請書の提出による申請が必要です．

視覚障害者用の補装具には，眼鏡・義眼・視覚障害者安全つえ（白杖）の3種目があります．

眼鏡には，矯正用，遮光用，コンタクトレンズ，弱視用（掛けめがね式と焦点調整式）があります．遮光眼鏡という名称で一般に呼ばれている眼鏡（遮光用）には，通常のもの（掛けめがね式）以外に前掛式があります．

市町村によっては，弱視用（焦点調整式）として拡大鏡を申請することができます．

1）補装具交付の流れ

- 身体障害者手帳を取得します
  ※身体障害者診断書・意見書，身元確認書類などが必要

  ↓

- 利用者が市町村に交付を申請します
  ※指定医の意見書などが必要

  ↓

- 市町村が種目・金額の支給を決定し，適切な補装具業者を選定するにあたって必要となる情報を提供します

  ↓

- 利用者が補装具業者と契約し，購入します
  ※全額支払い

  ↓

- 利用者が市町村に領収書と補装具費支給券を添えて請求します

  ↓

- 市町村から補装具費が支給されます
  ※利用者の負担は基準価格の 1/10 以下

2) 眼鏡の基準価格

眼　鏡			
矯正用	6D未満	17,600円	乱視を含む場合は片眼または両眼にかかわらず、4,200円増し
	6D以上10D未満	20,200円	
	10D以上	24,000円	
遮光用	前掛式	21,500円	
		30,000円	
弱視用	掛けめがね式	36,700円	高倍率（3倍率以上）の主鏡が必要な場合は、21,800円増し
	焦点調整式	17,900円	
コンタクトレンズ			
		15,400円	レンズ1枚あたり

　掛けめがね式で高倍率の対象者は，職業上・教育上真に必要な者とされていますが，その例としては，
　①現に就労中の者（求職中の者を含む）
　②地域社会活動（町内会の役員含む）の参加者
　③就学中の者や各種教養講座の受講者
とされています．

　日常生活用具は，市町村によって品目が異なります．拡大読書器は日常生活用具です．

> **point** くわしくは WEB サイトで！
>
> 国立障害者リハビリテーションセンター支援機器イノベーション情報・支援室：補装具の支給制度について
> http://www.rehab.go.jp/innovation/system/

//

point 行政窓口用の虎の巻はこれ！

テクノエイド協会：補装具費支給事務ガイドブック
（平成 30 年度告示改正対応版）
http://www.techno-aids.or.jp/research/
guidebook_180411.pdf

受けられる社会福祉サービス（身体障害者手帳の等級別）

1）医療費助成〔1 ～ 2 級（3 級でもよい自治体あり）〕

医療費が免除されます．ただし，条件があります．
条件は自治体単位で個別に異なりますので，対象者の
居住地の自治体に問い合わせてください．

2）生活保護の障害者加算（1 ～ 3 級）

1ヵ月の生活保護費は，最低生活費に障害者加算と
手当が上乗せされます．該当するだけでは支給開始に
はならず，申請した日の翌月から支給されます．1 ～
2 級と 3 級では，加算額が異なります．

3）税金の控除・減免（下記は本人が障害者の場合）

- 所得税：年間所得金額から，1 ～ 2 級は 40 万円・
3 級以下は 27 万円，同居特別障害者では 75 万円
が控除
- 相続税：1 ～ 2 級は満 85 歳になるまでの年数×
20 万円・3 級以下は同じく年数× 10 万円が控除（1
年未満の期間は切上げ）
- 贈与税：1 ～ 2 級は 6,000 万円まで・3 級以下は
3,000 万円までが非課税．精神に障害がある場合は
3 級以下でも 6,000 万円まで非課税

182

- 住民税：1〜2級は30万円・3級以下は26万円が控除

point 実際にいくら減免されるの？

単身世帯の3級で年収が300万円のとき，所得税と住民税を合わせて約4万円が減免されます．

point くわしくはWEBサイトで！

国税庁ホームページ：障害者と税
https://www.nta.go.jp/publication/pamph/koho/kurashi/html/03_2.htm

4) 自動車税種別割・自動車税環境性能割の減免（1〜4級）

2019年10月より新設されています．障害者1人につき，1台に限ります．家族などが運転する場合です．

- 自動車税種別割の減免上限額：36,000円
- 自動車税環境性能割の減免上限額：課税標準額220万円

5) 駐車禁止等除外標章（身体障害者等用）の交付〔1〜3級，4級の1（視力障害4級のみ）〕

駐車禁止等除外標章の交付を受けた障害者本人が現に使用中の車両に限り，除外対象となります．

6) 公共交通機関の割引

- 旅客運賃（JR鉄道）：下記は障害者が成人の場合

1〜3級，4級の1（視力障害4級のみ）…障害者と介護者がそれぞれ半額．障害者単独では片道100kmを超えると半額．

それ以外の等級…障害者単独で片道 100 km を超えると半額.

※私鉄・地下鉄も障害者割引あり

- 航空旅客機, 旅客船, バス:割引運賃額(率)は, 事業者または路線によって異なる

point

公共交通機関の身体障害者の区分は,「第 1 種」と「第 2 種」に分けられます. 身体障害者手帳の等級で 1 ～ 3 級・4 級の 1 (視力障害 4 級のみ) が第 1 種, それ以外の等級が第 2 種となります.

7) その他(全等級)

- 有料道路通行料の半額〔本人以外の運転では 1 ～ 3 級, 4 級の 1 (視力障害 4 級のみ)〕 ※事前登録が必要
- タクシー料金の 1 割引(自治体によって無料券や割引券を配布している場合もあり)
- NHK 放送受信料の半額免除(本人が世帯主で受信契約者の場合). 全額免除(世帯の誰かが障害者でかつ世帯全員が住民税非課税の場合)
- NTT 電話番号案内「104」が無料(ふれあい案内) ※事前申し込みが必要
- 携帯電話料金の割引(docomo「ハーティ割引」, au「スマイルハート割引」, SoftBank「ハートフレンド割引」など) ※事前申し込みが必要
- 水道料金・下水道料金の割引(自治体による)
- 施設入場料の障害者割引

- 補装具費の支給，日常生活用具の給付（重度限定あり）
- 視覚障害者社会福祉施設の利用
- ホームヘルプ
- 自立支援医療費（更生医療）の受給（満18歳以上が対象）

point 自立支援医療費（更生医療）

身体障害者の障害を除去・軽減する手術などの治療によって，確実に効果が期待できるものに対して提供されます．更生に必要な自立支援医療費が支給されます．
たとえば，視覚障害なら…
- 白内障 ➡ 水晶体摘出手術
- 網膜剝離 ➡ 網膜剝離手術
- 瞳孔閉鎖 ➡ 虹彩切除術
- 角膜混濁 ➡ 角膜移植術

身体障害者手帳に紐づかない支援サービス
1）個別の基準
- 障害年金
- 生命保険の高度障害特約
- 自動車損害賠償保障法の障害認定基準
- 労災保険の障害認定
- 同行援護（使い方は p.166「同行援護」を参照）
- 雇用施策との連携による重度障害者等就労支援特別事業
- 難病関連支援サービス
- 児童扶養手当　など
2）制限なし
- 点字郵便物・特定録音物等郵便物が無料

● 経済支援

障害年金の対象かを確認しよう

1）対　象

　障害基礎年金を受けるためには，次のいずれかの要件を満たしていること（保険料納付要件）が必要です．

■要　件

　①初診日のある月の前々月までにおいて，公的年金加入期間の3分の2以上の期間で保険料が納付または免除されていること．

　②初診日において65歳未満であり，初診日のある月の前々月までの1年間に保険料の未納がないこと．

■認定基準

　対象となる眼の状態については，2022年1月より改定されています．詳細はp.240「障害年金認定基準（視覚障害）」を参照してください．

2）種　類

　どの障害年金を受給できるかは，支払っている年金の種類によります．

- 国民年金 ➡ 障害基礎年金
- 厚生年金 ➡ 障害基礎年金＋障害厚生年金
- 共済年金 ➡ 障害基礎年金＋障害共済年金
  ※障害基礎年金は在職中であっても受給

- 障害基礎年金の受給は，1級と2級だけです
- 障害厚生年金・障害共済年金等*の受給は1～3級です．3級に達しない障害に対する障害手当金もあります

• 障害手当金該当者で，初診日から 1 年 6 ヵ月経過時に傷病が治っていない（症状が固定していない）場合は，3 級とみなすことができ年金が受給できます

＊船員保険制度(1986 年まで)や戦傷病者年金など

point 障害年金のまとめ

• 請求しないと支給されない
• 疾患名は問わない
• 身体障害者手帳の障害認定基準とは別物
• 初診日に基づいて支給が決まる
• 就労の有無や所得は問わない（ただし，20 歳未満で視覚障害者となった場合は所得制限あり）
• 初診日の前日までに保険料の納付が必要
• 原則として，初診日から 1 年 6 ヵ月経過しなければ支給されない

つまり，障害年金は生命保険のようなものです．

生命保険の高度障害保険金

1) メリット

• 高度障害で死亡保障全額(非課税)！
（高度障害とは，契約によりますが多くは矯正視力が左右眼とも 0.02 以下で回復の見込みがない状態）
• 契約が発症前であること

2) デメリット

• 発症後の契約では受け取れない
（発症後に視覚障害を伏せて契約すると死亡でも保障されない）
• 高度障害保険金を受け取ると，死亡保障金は受け取れない

優遇措置

●交通費，各種生活費・税金

p.182「受けられる社会福祉サービス」を参照.

その他の福祉制度

1）どのようなものがあるか

種　類		月額（2023年度）
特別児童扶養手当（障害児を家庭で養育している父母などに）	1級	53,700円/月
	2級	35,760円/月
障害児福祉手当		15,220円/月
特別障害者手当		27,980円/月
経過的福祉手当*		15,220円/月
児童扶養手当（片親が重度障害者）**		43,160円/月
特別障害給付金（障害年金対象外）	1級相当	53,650円/月
	2級相当	42,920円/月
重度心身障害者特別給付金（障害年金対象外）		各自治体による/月

＊現在は新規認定を行っていない.
＊＊満額から障害年金の子の加算を差し引く（2021年に改定）.

■メリット

• 子育て世代にやさしい
• 対象外の人に対しても救済策がある

■デメリット

• 所得による制限あり
• 障害程度（等級）による制限あり
• 複雑でようわからん！

2) 最後の手段，生活保護

■生活保護の条件

- 収入が生活保護の基準（住居・家族構成による）より少ないか，全くない
- 預貯金などの活用できる資産がほとんどない

■メリット

- 生活保護の障害者加算

■デメリット

- 就労意欲がそがれる

  例）東京都 23 区で単身生活する 30 歳成人が身体障害 1 級の場合

  生活扶助費 76,310 円＋住宅扶助費 53,700 円＋障害者加算 26,810 円＋心身障害者福祉手当 15,500 円＝ 17 万 2,320 円（手取り）の保護費を毎月支給される（2023 年度）.

3) 望ましい方法はリハビリテーションして就労

■メリット

- 収入に上限がない
- その気になれば誰もができる（地域の就労支援関係機関で職業リハビリテーションを実施）
- 障害者雇用促進法による障害者雇用
- 生きがいにつながる

■デメリット

- 働く場所がそう多くない
- やる気の持続が困難
- 高齢者には難しい

● まとめ

- 各種サービスのなかには，身体障害者手帳認定基準に紐づいて対象となるものが少なくありません．視機能を正確に評価し，該当者には身体障害者手帳の取得を勧めましょう
- 発症が 20 歳未満・65 歳以上か，子どもの有無，厚生年金手当金の対象かなども，忘れず確認しましょう．特に 64 歳の人で，障害年金の基準を満たしているにもかかわらず未申請の場合は，必ず障害年金のことを説明しましょう
- 生活保護や介護は最後の手段とし，リハビリテーションや就労を勧めましょう

● 頼るべき人

視覚障害のことで困ったときの相談窓口
1）子どもの場合
- 視覚特別支援学校（盲学校）の教育相談

2）就労中の場合
- 日常生活動作に困っている ➡ リハビリテーション施設
- 就労継続に困っている ➡ 産業医もしくは産業保健総合支援センター
- 新規就労に困っている ➡ ハローワーク
- 年金や保険の相談 ➡ 社会保険労務士

3）高齢者の場合
- 日常生活動作に困っている ➡ リハビリテーション施設

- 余暇 ➡ 視覚障害者情報提供施設・養護盲老人ホーム〔全国盲老人福祉施設連絡協議会（全盲老連）ホームページ：http://www.zenmourouren.jp 参照〕

4) 身近で頼れそうな人・施設が見つからない場合
■なんでもよろず相談
- 視覚障害者情報提供施設 ➡ 当事者団体
- 役所 ➡ 身体障害者相談員
- 主治医 ➡ ロービジョン外来のある病院

頼りになるリハビリテーション施設

　近くに，視覚障害者リハビリテーション施設，盲導犬訓練施設はありませんか．視覚障害者情報提供施設も厚生労働省管轄のリハビリテーション施設の一つです．いずれも相談は無料です．まずは相談してみましょう．

メモ：近くの視覚障害者リハビリテーション施設

名　称 _____

電話番号 _____

●障害者相談支援事業所って何？

　リハビリテーション施設を利用するときは，自治体の窓口で障害者相談支援事業所を紹介してもらい，相談します．障害者相談支援事業所では，障害支援区分認定調査員が行った判定に基づいて，必要なサービスを計画してくれます．

point

障害者相談支援事業所は，福祉医療機構が運営する
「障害福祉サービス等情報検索」でも，所在地から
検索できます．
https://www.wam.go.jp/sfkohyoout/
COP000100E0000.do

視覚障害者情報提供施設（点字図書館）は何をすると ころ？

- 点字だけでなく音声化した書籍があります
- 貸出料だけでなく送料も無料です
- 電話で点字図書の貸出申し込みができます
- 身体障害者手帳がなくても，読みにくい人なら利用 OK
- 日常の困り事について相談できます
- 視覚障害者用便利グッズを販売しているかも
- 点字教室や iPad などの IT 機器教室をしているかも
- 簡単な歩行訓練をしているところもあります
- 楽しい行事を企画しているところもあります

メモ：近くの点字図書館

名　称　＿＿＿＿＿＿＿＿＿＿＿＿＿

電話番号　＿＿＿＿＿＿＿＿＿＿＿＿＿

※ iPad は，Apple Inc. の商標です．

視覚特別支援学校（盲学校）とつながろう

視覚特別支援学校は，就学年齢の視覚障害児が学んだり，あん摩マッサージ指圧師・鍼師・灸師になるための養成を受ける学校ですが，就学前の視覚障害児の相談にも対応してくれます．学校によっては，中途視覚障害の成人に対しても門戸を開いているところもあります．

> メモ：近くの視覚特別支援学校
>
> 名　称　_____
>
> 電話番号　_____

●拡大教科書がほしいとき

- 教科書出版社の用意するレディメイドの場合
  ➡ 前年９月までには教育委員会に相談しましょう

> **point** くわしくは WEB サイトで！　
>
> 教科書協会ホームページ：拡大教科書のご案内
> https://www.textbook.or.jp/textbook/
> kakudai.html

- オーダーメイドの場合
  ➡ 教育委員会か学校に相談しましょう．全国拡大教材製作協議会（http://www.kakudaikyo.org）（ボランティア団体）に依頼されます

社会保険労務士（社労士）に相談しよう

　社会保険労務士は「労働・社会保険に関する諸問題」や「年金の相談」に応じてくれる国家資格者です．障害年金の申請を依頼する場合，5 ～ 10 万円の着手金のほかに初回年金額の 15% 前後の費用がかかります．それでも，該当する年金や手当をのがさないように慎重を期して申請しておけば，長い目で見るとお得です．

視覚障害者の就労のキモ

1）産業医

　就労中，当事者と企業との間を取り持ちます．企業の環境を整えることで，社員が生き生きと働くことができるように企業に提案します．就労中の問題に直面したときは，まず産業医に相談しましょう．企業規模が小さく，産業医が関与していない場合も，都道府県にある産業保健総合支援センターの相談窓口を活用することができます．

2）障害者雇用率制度

　法で定められた，従業員における障害者の割合を法定雇用率以上にする義務のことです．これを満たしていない常用労働者数が 100 人超の事業主には，納付金が課せられます．1 ～ 2 級の場合は，2 人分としてカウントされます．

　民間企業の場合，2023 年度 43.5 人以上で 2.3%，2024 年度 40 人以上で 2.5%，2026 年度 37.5 人以上で 2.7% と，対象となる企業が拡大される予定です．

3) 視覚障害者が優遇されている職種

■三療って何?

あん摩マッサージ指圧師・鍼師・灸師を「三療」または「あはき師」といいます.通常の養成学校の授業料は大変高額ですが,視覚障害者の三療養成施設には優遇措置があり,安価で教育を受けることができます.国家試験に合格すると,開業したり事業所に勤めて収入を得ることができます.

■ヘルスキーパーって何?

大規模な企業には,健康管理室などにマッサージ師を雇っているところがあります.このような部署に勤めるあはき師を「ヘルスキーパー(企業内理療師)」と呼びます.女性社員の利用が多いことから,女性のヘルスキーパーが求められています.

身体障害者相談員を探してみよう

地域に在住する身体障害者のなかで,市町村長が業務を委託している民間の協力者です.ほかの身体障害者に対する相談・助言・指導をしてくれます.地域活動を推進するとともに,関係機関に対する協力や啓発活動にも参加してくれます.居住地の役所に問い合わせるか,自治体ホームページで検索しましょう.

```
メモ:近くの身体障害者相談員

 名　称 _____

 電話番号 _____
```

当事者団体とつながろう

　各都道府県に日本視覚障害者団体連合などの支部があり，地域に根ざした活動団体もあります．当事者団体からは，さまざまなお得情報が入ります．また，災害時などいざというときに頼りになります．

●当事者団体の例

- 日本視覚障害者団体連合
- 全日本視覚障害者協議会
- 日本弱視者ネットワーク
- 視覚障害をもつ医療従事者の会（ゆいまーる）
- 緑内障フレンド・ネットワーク
- 日本網膜色素変性症協会（JRPS）
- 片目失明者友の会
- 視覚障がい者ライフサポート機構"viwa"

メモ：近くの当事者団体

名　称 ＿＿＿＿＿＿＿＿＿＿＿＿＿＿＿

電話番号 ＿＿＿＿＿＿＿＿＿＿＿＿＿＿

3-3

心理サポートの押さえどころ

● 心理サポートの実際

喪失したものを取り戻すには…

　治療で，聴覚・触覚などの代替機能＆訓練で，視覚補助具＆訓練で，学習で，医療・社会保障制度の改革で，社会インフラの整備で，社会の障害理解で，人的ネットワークで，気合で…．患者さんが喪失したものを取り戻すには，このどれもが重要です．ただし，患者さんが今後も持続して障害を抱えていく場合を考えると，実際は心理サポートにゴールなどありません．究極は，「喪失したままで生きること」も支援の視野に入れましょう．

> **point** そこそこ元気，そこそこ幸せ
>
> 「喪失したままでも大丈夫」であるためには，患者さんが「そこそこ元気，そこそこ幸せ」の境地にいることが必要です．

　患者さん自身の意欲を引き出す方法として，カウンセリング・相談支援があります．

「おたがいさま」という心理サポート

"心理サポート"というと専門家の難しい仕事と思うかもしれませんが，皆さんはすでに日常生活のなかで家族や同僚の話を聞き，相手を思い，対話するというサポートを行っています．

一般的なサポート場面では，支援する・支援されるという役割がありますが，相談中に役割が入れ替わることはよくあることです．相談を受けたつもりが終わってみたら，自分も同じ悩みをもっていた，逆に励まされた，元気が出たという経験をもつ人もいるでしょう．相手の気持ちに寄り添い，思いやり，一緒に悩み，考えるという関係性があまりに自然なことで気づかなかったかもしれませんが，専門的な知識がなくてもできる「おたがいさま」という心理サポートなのです．

「おたがいさま」は，皆さん一人ひとりが元気に日々の生活を楽しんでいないとできませんし，長続きしません．今日も大変だったけど面白かった，明日は何が起きるか楽しみだ，と思えるくらいの気軽さで，今日もあなたのそばにいる誰かと「おたがいさま」の関係を楽しんでください．

---

point おたがいさま

障害や病気のあるなし，年齢や性別に関係なく誰でも，相手を思う気持ちがあれば今すぐできます！

● 障害告知

告知の条件

患者さんへの告知には，以下の条件が必要です．

1) 医師と患者さんとの間に信頼関係があること
2) あくまでも患者さんのための告知であること
3) 患者さんの状況と性格に配慮すること
4) 告知のための特別な時間を提供すること
5) 同席者を選ぶこと
6) 真摯な態度で，言葉を選んで行うこと
7) 患者さんを孤独にさせないこと
8) 書面での説明をすること
9) 病状と予後について話すこと
10) 現状における治療とその限界を話すこと
11) 明日につながる情報を提示すること

告知はゴールではなく，スタートなのです．

point

告知の最重要事項は，患者さんを孤独にさせないことです．面談場面に同席せずとも，家族などを同伴して来院させるようにしましょう．決して一人では帰らせないことです．なぜなら，告知後に自ら命を絶つケースは24時間以内がほとんどだからです．

告知後の変化

　個人によって時間的な差はありますが，次第に告知の意味が現れてきます．時間が考えを整理し，やるべきことを明確化してくれます．そのとき，今度は患者さんのほうからもう一度情報を聞きに来るでしょう．

●支援サービスへの連携のタイミング

　気をつけなければいけないのは，それでも患者さんは障害を受容したわけではないということです．やはり，"治りたい"という気持ちは変わりません．それを理解しましょう．

　患者さんの言葉で言うと「諦め」や「開き直り」です．行動に変化が現れたこのタイミングを逃さないようにしましょう．すなわち，ここで適切な支援サービスへの連携を行うのが重要です．

---

point 幼少期の告知

親またはそれに匹敵するキーパーソンが，患児の病気・障害について納得できていない状況での患児への告知は，慎重でなければいけません．不用意に告知すると，患児自身に「自分は周囲にとって不都合な存在」と思い込ませることになります．したがって，親の心情にも共感しつつ，患児が周囲の人々にとってかけがえのない存在であることを強調して告知することが非常に重要です．

point 思春期の告知

自我が芽生えているため，親に対して病気・障害の
ことを話さないでほしいという心理があります．親
への説明と共に本人への説明と配慮が重要です．

● カウンセリング・相談

相談支援に携わる人の資質

　支援者に向いていない人はいません．訓練すれば，
誰でもなれます．特別なセンスは必要ありません．

　とはいえ，より支援者に向いている人は…「他人の
災いを自分には関係ないと思えない人」「お人好しの
おせっかい」ただし「冷静さを保てる人」．

　最後はやはり「しょせん，ひとごと」と思える人．

point しょせん，ひとごと

この言葉は，自分が対人援助場面で有効に機能する
ための「呪文」と考えましょう．
自分と支援を必要とする人との心理的な境界がはっ
きりしていないと，相手の気持ちに巻き込まれるこ
とがあります．そのような状態では，相手を観察し
関わるときに，専門職として貢献できません．

相談できる専門家にはどのような人がいる？

- 医療分野 ➡ 心理カウンセラー（公認心理師，臨床心理士など），メディカルソーシャルワーカー
- 福祉分野 ➡ 相談支援専門員，ソーシャルワーカー
- 医療・福祉分野 ➡ 精神保健福祉士
- その他 ➡ 開業心理カウンセラー・ソーシャルワーカーなど

● ECLO

　ECLO（eye clinic liaison officer，エクロ）とは，視覚障害者へのワンストップサービスを担う，英国で活動するリンクワーカーを指します．ロンドン大学でのコースワークを経て資格が付与され，各種の専門家に患者さんをつなげる役割をもつ医療職として病院などに配置されます．わが国では，自らの専門分野を超えて幅広く情報をもつ支援者が，このような業務を担っているのが現状です．

　近年，わが国でも ECLO を導入できないかの調査研究が始まっていますが，その人材の資質，資格としての在り方，養成や制度維持にかかる財政基盤など，検討すべき項目が多いです．

カウンセリング・相談の専門分野における役割の違い

1）心理カウンセリングとは

　心理に関する支援を要する者に対し，その心理に関する相談に応じ，助言，指導その他の援助を行うことです[1]．

2) 遺伝カウンセリングとは

疾患の遺伝的要因がもたらす医学的，心理的，および家族への影響に対して，人々がそれを理解し適応するのを助ける以下のようなプロセスです[2].

- 疾患の発症，再発の可能性を評価するための家族歴と病歴の解釈（Interpretation）
- 遺伝，検査，治療・健康管理，予防，資源，研究についての教育(情報提供)（Education）
- 自律的決定，あるいは，リスクや疾患への適応を促進するためのカウンセリング（Counseling）

3) ソーシャルワークとは

専門的知識および技術をもって，身体上もしくは精神上の障害があることまたは環境上の理由により日常生活を営むのに支障がある者の福祉に関する相談に応じ，助言，指導，福祉サービスを提供する者または医師その他の保健医療サービスを提供する者その他の関係者（中略）との連絡および調整その他の援助を行うことです[3].

---

point

「相談」といっても，切り口はさまざまです．ケースに適切な専門家にアプローチしましょう．

参考文献　1) 公認心理師法第二条 参照
　　　　　2) National Society of Genetic Counselors' Definition Task Force, et al：A new definition of Genetic Counseling：National Society of Genetic Counselors' Task Force report. J Genet Couns 15：77-83, 2006（神戸アイセンター病院 認定遺伝カウンセラー 吉田晶子氏による試訳）
　　　　　3) 社会福祉士及び介護福祉士法第二条 参照

眼科の患者さんを心理相談につなぐには？

　患者さんの了解を得たら，まず，自分の所属機関で対応してくれる専門家はいないか探しましょう．総合病院なら，該当しそうな部門を調べ協力を依頼します．

　多くは，患者さんが，心理専門職のいる科に紹介されます．現状では，他科から眼科に出向いての心理支援（リエゾン）ができる施設は少ないですが，「心理療法科」などの部門がある場合は，リエゾンの可能性があります．

　所属機関で対応できない場合は，外部の"ツテ"を頼りましょう．その場合に備え，可能な限り，複数の相談先を確保しておくことが大切です．視覚障害者支援の分野に詳しいカウンセラーや相談担当者は，少数ですが，存在します．自分のもてるネットワークを駆使して，諦めずに探しましょう．

自助グループ・患者会の役割

　多くを語らなくてもわかり合える仲間の存在は，患者さんの孤立感を弱め，彼ら・彼女らに障害とともに生きる勇気や知恵を提供します．

　グループの中での「ロールモデル（自分もあの人のようになりたい）」の発見は，障害を得て，新たな人生をデザインし直す必要がある患者さんの大きな支えとなります．

point

グループを紹介するときは，患者さんの状態・時期をよく見極めましょう．配慮が不十分なまま紹介すると，余計に状態が悪くなったり，傷ついたりする場合があります．まず，グループメンバーの中でその患者さんと話が合いそうな人を紹介し，1対1で話す機会を作りましょう．

グループに入るとき，「この人は知っている，やりとりできる」という人が一人でもいると，新しく入会する患者さんに安心感が生まれます．

● 支援者のメンタルヘルス

患者さんへの実り多い支援を提供するためには，支援者自身にも余裕があり「そこそこ元気，そこそこ幸せ」でなければ，よい援助はできません．

支援の現場では，すぐに成果や結果が出ないことが多いです．そのことで支援者が無力感に陥らないための工夫が必要です．

point ケース検討会を開こう

「自分には何もできなかった」としか感じられないケースでも，仲間同士で言葉を交わすうちに「できたこと」が浮かび上がってきます．この経験は支援者に「次もがんばろう」と思えるエネルギーを与えてくれます．

point

成果・結果はすぐには出ない, と前向きに諦めましょ
う.

　少し先を歩む先輩, 話の通じる仲間, そして, 「そ
のとき」の自分自身を味方につけましょう！

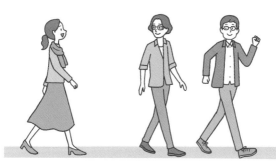

Q & A

ロービジョン外来で よくある質問と その答え方

病気と治療について

Q

いつになったら治りますか？

A 病状の予後は疾患によってさまざまです．見えなくなることによって生活が不便になったり，やりたいことを諦めなくてはいけないことも，精神的負担につながります．眼を治すことばかり考えるのではなく，見えなくなることにより諦めてしまっていることをほかの方法で補い，少しでも精神的負担を減らす方向へ考え方をシフトできるようなケアが必要です．一方で，治療法がないといわれていた疾患にも，遺伝子治療や細胞治療などの報告が出てきています．新しい治療法が選択できる時代もやってきますので，情報のアンテナを張っておくことも大切です．

Q

もう元のように見えないのですか？

A 見えにくくなった原因や状態によりますが，現在の医療では見えなくなった眼を元に戻す方法はありません．遺伝子治療や細胞治療など新しい治療法を開発する研究は世界各地で行われており，視機能が一部改善するものや，わが国でも厚生労働省の製造販売承認を受けた治療薬があるものの，見えるようになるにはまだ時間はかかりそうです．しかし，それは決して治療の終了という意味ではありません．眼疾患に対する治療は継続して行いながら，今の見えにくさに対して何か工夫をしていくことを一緒に考えていくのがロービジョン外来です．現在ではさまざまなデバイスも増え，見えなくてもできることは沢山あります．

Q

私と同じ病気の方は何人いますか？

A 日本眼科学会によると，視覚障害の原因疾患上位4つについては，緑内障（40歳以上の5％），網膜色素変性（4,000〜8,000人に1人），糖尿病網膜症（300万人），加齢黄斑変性（50歳以上の約1％）となっています．また，視覚障害の身体障害者手帳を取得している人はこれまで30万人程度とされてきましたが，実際に視覚で困っている人は推定164万人といわれています．

Q

眼が疲れると病気が進行しますか？

A 眼が見えにくいと，一生懸命見ようとして疲労を感じやすくなりますが，眼を使ったからといって疾患が進行することはありません．適宜休憩をとりながら見るようにしてください．

Q

眼によいサプリメントは何ですか？

A 日本眼科学会のガイドラインによると，加齢黄斑変性ではビタミン C，ビタミン E，β カロチン，亜鉛などを含んだサプリメントを飲むと発症が少なくなるといわれています．また，網膜色素変性にはビタミン A やビタミン E がよいといわれていますが，どれも効果に関しては明確な結論には至っていないようです．なかには，過剰摂取で変性が進行するものもあります．効果が疑わしい高価なサプリメントもあるので，注意が必要です．

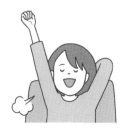
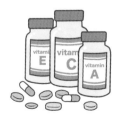

Q

網膜色素変性ってどのような病気ですか？

A 網膜色素変性は，網膜の視細胞や網膜色素上皮細胞に関わる遺伝子の変異により，網膜が障害を受ける遺伝性・進行性の疾患です．わが国において中途失明の三大原因の1つであり，4,000～8,000人に1人の割合で発症するといわれています．典型的な病状として，初期に夜盲を自覚し，徐々に周辺から視野が狭窄していき，最終的には視力低下をきたします．原因遺伝子によってそれぞれ症状や進行速度，遺伝形式が違い，全員が失明するわけではありません．同じ原因遺伝子でも，進行パターンにはバリエーションがあります．現段階では確立した治療法はありませんが，わが国でも薬事承認された遺伝子治療がでてくるなど，新たな治療法の開発が進んでいます．

Q

緑内障が進まないようにするために気をつけることは何ですか？

A 緑内障の治療の目標は，視野障害の進むスピードをゆっくりさせることです．定期的に通院し，視野検査を含む眼科検査を受けて，どれくらいのスピードで視野が変化しているのか，継続的に評価していくことが大切です．進行を遅らせるためにエビデンスのある治療は，眼圧を下げることです．そのため，

必要な場合には点眼薬や手術で眼圧を下げる治療を受けることが望ましいです. 眼圧以外では, 睡眠時無呼吸や姿勢などが緑内障に関与する場合もあります. 個別の事情については主治医とご相談ください.

point 点眼の仕方

ポイントは, 薬がきちんと眼瞼の中に入ること, 入った薬がすぐに流れ出ないようにすること, 痛くなく清潔に行うことです.

患者さんに点眼する場合
① 清潔綿で下眼瞼を下に引いて上方視させる.
② 下眼瞼結膜に点眼薬を一滴入れる.
③ 眼を閉じさせ, 他眼にも同様に入れる.
④ 手術創がない場合は, 上眼瞼を前方に引き上眼瞼と眼球の間に空間をつくり, そのときの陰圧で薬液を眼球上方に導く.
⑤ まばたきをしないように 1 分間眼を閉じたままにさせる.

患者さん本人が手の震えでうまく点せない場合
① 利き手の反対の手でげんこつをつくる.
② げんこつの親指の第一関節の角で下眼瞼を引く.
③ 利き手に点眼薬を持ち, 点眼瓶の口を下に向け, げんこつの上に利き手の小指丘を置く.
④ 点眼瓶の口が眼の真上にくるように, 天井を見上げる.
⑤ 利き手に力を入れて点眼する.

Q

糖尿病に運動がなぜ必要なのですか？

糖尿病のなかでも大半を占める2型糖尿病は
血糖値が高い状態が続くことにより，全身にさ
まざまな影響が出てくる疾患です．三大合併症として，
腎症・神経障害・網膜症が挙げられます．進行を遅ら
せるためには血糖をコントロールすることが大切で，
運動が重要な要素となります．運動することで血糖値
が改善され，適切な体重を保つことにより進行やスト
レスの軽減にもつながります．

一方，割合は低いですが，自己免疫応答によりイン
スリンの分泌が不足することで起こる1型糖尿病の
治療では，インスリン注射が必要となってきます．

Q

遺伝しますか？

遺伝性の眼疾患は多くありますが，視覚が障害
される代表的なものとして，網膜色素変性や
レーベル遺伝性視神経症，網膜芽細胞腫などが挙げら
れます．

遺伝性であっても，必ずしも子どもに遺伝するわけ
ではありません．また，子どもに遺伝しても実際に発
症する確率が低い疾患もあります．一方で，家族歴が
ない場合でも，遺伝性と考える必要がある疾患もあり
ます．遺伝性眼疾患の診断や遺伝のパターン（遺伝形

式）の評価には，遺伝子診断が有用なケースもあります．

　遺伝について患者さんや家族が心配している場合は，各疾患の専門外来のほか，遺伝カウンセリングを利用することもできます．

Q

眼の難病にはどのようなものがありますか？

難病とは治療法が確立しておらず，治りにくく，希少な疾患のことを指します．そのなかでも厚生労働省が定めた眼に関係する主な指定難病として，網膜色素変性，黄斑ジストロフィ，レーベル遺伝性視神経症，ベーチェット病，シェーグレン症候群，多発性硬化症，サルコイドーシス，マルファン症候群，重症筋無力症，スティーブンス・ジョンソン症候群，アッシャー症候群などがあります．定期的な通院や治療，長期の療養が必要なことも多いため，医療費助成制度の対象となることがあります．申請するには難病指定医を受診して診断書の交付を受け，必要書類と合わせて，都道府県や国の定めた窓口への提出が必要です．厚生労働省のホームページに指定難病についての情報が載っていますので，確認してみてください．

見え方や行動の制限について

Q

実際にはないものが見えて心配です

 見えにくくなると眼から脳に伝わる刺激が減り，本来その情報処理の役割を担っている脳の各部位が架空の像で埋めようとします．これが幻視の正体だと考えられています．さまざまな報告がありますが，両眼の矯正視力が 0.1 以下になった人の 10% くらいが経験するといわれます．幻視の症状はシャルル・ボネ症候群と呼ばれており，「ボネの会」という患者会もあります．

Q

検査で眼に光を当てられたら，見えなくなったんですけど

眼底検査のあと，数時間から数日間見えにくくなるという人がいますが，眼科の検査用の機器で使われている程度の光では視機能にほとんど影響しないことがあらかじめ確認されていますので，安心してください．それよりも，疾患の状態や，その他に悪い症状が現れていないかを検査で確認することは大切なことです．検査のあと見えにくいと感じても，数日間は様子をみてください．

Q

見え方が白い日と黒い日があります

A その日の体調や眼の血流などによって，見え方が変わることがあります．また，天気や気候，その場の明るさや光の入ってくる方向によっても見え方は変わります．日内変動がある人もいるようで，同じ人でも見え方はさまざまです．あまり通常とは違う見え方が続くようでしたら，異常がないかを確認するため眼科を受診することをお勧めします．

Q

（網膜色素変性患者が）どうして二重に見えるのですか？

A 二重に見える原因はさまざまです．たとえば視野が狭くなってくると，左右眼の映像を脳が融合しづらくなり二重に見えることがあります．疾患にかかわらず，乱視があれば二重にも見えますし，視力低下によってものがぼやけて見えてダブってくることもあります．眼科で検査を受けることによって原因がわかることもあります．眼科医に相談してみてください．

Q

見すぎると眼がもっと悪くなりますか？

A 眼を使いすぎたという理由で，眼が悪くなることはありません．過剰な不安によって見ることを諦めてしまうのはもったいないです．まずは，拡大や音声の補助具を併用するとどれだけ視覚を活用できるか試して，疲れない範囲で視覚を生かすことをお勧めします．

Q

自動車やバイクの運転はできませんか？

A わが国の道路交通法では，視野障害が進行していても両眼の矯正視力が 0.7 以上あれば，視野検査を受けることなく運転免許証を取得・更新することができます．しかし，視野障害があることを認識しながら運転したことで，酒酔い運転などと同等の重過失に問われた例もあります．運転に不安を感じるようであれば，運転外来のある医療機関の受診をお勧めします．セーフティ・サポートカー（サポカー）のような運転支援システムも充実してきています．自身や周りの人の安全のために，積極的に取り入れるのもよいでしょう．

補助具について

拡大読書器用の眼鏡は必要ですか？

拡大読書器にもさまざまな種類がありますが，それぞれの機器を使用するときの視距離に合わせた矯正度数で，見え方が改善するかは試すべきです．判定しやすいよう，できるだけコントラストが低く，小さい文字で比較することをお勧めします．また，遮光眼鏡を使用することで見やすくなったり疲労が軽減する場合もあるので，遮光眼鏡での効果判定も必要です．

遮光眼鏡のレンズに度を入れることはできますか？

遮光眼鏡に度数を入れることは可能です．室内用や屋外用など，その遮光眼鏡で見たいものに合わせた屈折度数を指定します．補助具として申請する場合も，度の入った遮光眼鏡で補助を受けることは可能です．限度額は，加入度数によって異なる設定になっています．

Q

義眼はどうして必要なのですか？

A 義眼を使用する目的は，整容面を改善し QOL を高めたり，よりよい社会復帰につなげることにあります．また，眼球が本来あるべきスペースに義眼を挿入することにより，眼窩や眼瞼を正常な状態に保つ役割もあります．小児では，骨格の発育を促すためにも義眼の装用が必要となります．患者さん本人が消極的であっても，義眼をすることで家族に喜ばれ，心理的安寧が得られることが多いです．

Q

義眼の取り付け方・はずし方を教えてください

A 装着時は，清潔に洗った親指と人差し指で義眼をつまみ，もう片方の手で上眼瞼を上げて，上眼瞼の内側に深く挿入します．その際，下方視するとやりやすいです．その後，上方視をして下眼瞼を下方にひっぱり，義眼の下方を下眼瞼の内側に納めます．もう片方の眼を開けているほうが装着しやすいです．はずすときは，専用のスポイトで義眼を吸着し，上方視したのち，下眼瞼を下げて義眼の下方を浮かせるようにしてはずします．

Q

義眼は毎日はずさないといけませんか？

A 義眼はコンタクトレンズと同じように，毎日取りはずして洗浄することが必要です．また義眼に傷がつかないように，1年に1度は研磨が必要となってきます．通常の眼と違い，義眼ではホコリやバイ菌が溜まったり，眼脂が出やすくなるようですので，あらたな感染症を起こさないためにも清潔に保っておくことが大切です．

Q

義眼はどのように洗浄したらよいでしょうか？

A ハードコンタクトレンズを洗浄するのと同様に，清潔な手のひらに義眼をのせ，ハードコンタクトレンズ用洗浄液を裏面に数滴つけ，指の腹でこすり洗いをします．その後，洗浄液のぬめりがなくなるまで水道水で洗い流します．アルコールや熱湯など高温での消毒を行うと，ひび割れや変色の原因となるので，注意が必要です．

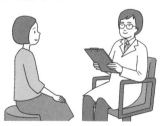

社会資源について

身体障害者手帳のメリットって何ですか？

等級によって異なりますが，多くの自治体では1〜2級の重度等級で，医療費助成やタクシーチケットの交付，音声時計や音声体温計など音声機器に関する日常生活用具の助成などがあります．一方，軽度の等級ではそのような手厚い助成がないため，手帳取得のメリットがあまりないと誤解されていることがありますが，5〜6級でも受けられる支援や助成はたくさんあります．

たとえば公的な経済的支援として，税金の減免や遮光眼鏡や白杖などの補装具の購入助成は，等級に関係なく利用できます．また民間のサービスとして，公共交通の運賃や携帯電話料金の割引，NTT電話番号案内「104」の無料，施設入場料の割引など，さまざまなメリットがあります．

助成基準は自治体で異なります．近隣の市町村の基準について把握しておくと患者さんへの紹介時にスムーズでしょう．

Q

円錐角膜のコンタクトレンズは，補装具で申請できますか？

A

円錐角膜は障害者総合支援法の対象疾患であり，矯正視力が身体障害者手帳認定基準相当であれば，コンタクトレンズも補装具として申請することができます．しかし，高額な治療用特殊コンタクトレンズに対する給付の上限額については，自治体での個別の対応が見込まれますので，窓口に確認が必要です．

Q

拡大鏡（ルーペ）は補装具で申請できますか？

A

これは自治体ごとに状況が異なります．補装具として認められている自治体もあれば，そうでないところもあります．認めている自治体では，眼鏡（弱視用，焦点調整式）の枠での支給に含めています．

point

補装具費の給付は，購入したあとでは受けられません．また自治体によって，原則レンズ代の 1 割給付，保険の自己負担分のみ給付など，違いがありますので確認しましょう．

Q

視覚特別支援学校（盲学校）に行ったほうが
よいですか？

A 学校の選択は多くの人が悩みます．本人の視機
能特性を理解し，学習環境を整える知識と技術
を提供できる場所かどうか，また，本人が多くの成功
体験を蓄積できる場所かどうかという観点で学校を比
較してみてください．視覚特別支援学校には教育相談
窓口があり，入学を前提としない場合でも進路相談を
受け付けてくれるところが多いです．教育専門職の意
見も参考に，まずはすべての候補校へ見学に行っては
いかがでしょう．

Q

視覚障害者情報提供施設（点字図書館）って
何ですか？

A 各都道府県に最低１つはある施設で，視覚障
害者を支援するさまざまな取り組みを行ってい
ます．対象は，見えにくい人全員で，視覚障害者手帳
などがなくても利用できます．施設によってサービス
は多岐にわたり，資料や本を持ち込むと対面で朗読し
てくれたり，パソコン，タブレット PC やスマートフォ
ンなどの IT 教室，生活訓練や歩行訓練の提供，白杖
やルーペなどの補助具や日常生活用具・機器の販売を
行ったりと活動はさまざまです．研修会や地域の患者

会などのサロンを開催しているところもあり，地域の支援施設，スポーツ団体や集まりの紹介など，視覚障害者情報提供施設はその地域の視覚障害者への情報発信の拠点であることが特徴です．点字図書館の名称から，「点字」のイメージが強いですが，音声図書や雑誌の貸出し・送付も行ってくれます．

Q

日本視覚障害者団体連合って何をしているところですか？

A 日本視覚障害者団体連合は 1948 年に「日本盲人会連合」として結成された全国組織で，略称「日盲連」として親しまれてきた視覚障害当事者団体です．2019 年に法人名を「日本視覚障害者団体連合」に改名し，「日視連」と略称も変わりました．

視覚障害者福祉の向上を目指し，国や地方自治体の視覚障害者政策の立案・決定に際し，当事者のニーズを反映させるため，陳情などの組織的な活動を展開しています．また，本部のある日本視覚障害者センターでは，点字図書館，点字出版所，録音製作所，用具購買所の経営のほかに，調査研究，点字ニュース即時提供事業，総合相談事業などの社会事業を行っています．2023 年 4 月現在，60 の加盟団体で構成され会員数のべ約 50,000 人で，わが国で一番大きな視覚障害当事者団体です．

Q
同じ病気の患者会を教えてください

A 患者会とは，同じ疾患や障害，症状など，共通する体験をもつ人が集まり自主的に運営する会で，お互いの悩みや不安を共有したり，情報交換を行う場です．眼にかかわる会では，緑内障，網膜色素変性，黄斑変性，レーベル病，視覚聴覚二重障害など疾患別のものがあります．また，疾患にかかわらず，子育て，趣味，進学，就職などライフスタイルに合った集まりや，地域ごと，当事者の親の会など目的別に分けられた会もあります．インターネット検索をすることで，該当する会の情報にたどり着くことができます．

■患者会の例
眼科友の会（https://gankatomonokai.blogspot.com）
全国盲ろう者協会（http://www.jdba.or.jp/）
黄斑変性友の会（https://www.amdkansai.org/）
ベーチェット病友の会（https://www.behcets-jp.net/）
Leber 病患者の会（http://leber.web.fc2.com/）

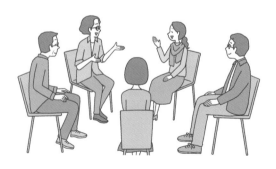

その他

Q

子どもが見えているうちから点字を習っておいたほうがよいですか？

A 子どもが成長する過程には，読む・書くの媒体が必ず必要になります．見える度合いによりますが，特に中心視野の機能が期待できず，文字の視覚的な認知に明らかな困難がある場合は，医療のみならず教育の専門職と十分相談して点字の導入を検討するのがよいでしょう．視覚だけでなく聴覚にも重篤な障害をもつ可能性のある子どもには，点字学習の意味はさらに大きいです．視覚特別支援学校では，在籍しない子どもに対しての支援窓口を設けています．連携をお勧めします．

Q

何歳になったら子どもに病名を知らせるべきでしょうか？

A 特に進行性の病気については，繊細な問題を含みます．年齢で区切るのは難しいですが，本人には，小さい頃から病名のみの知識ではなく見えにくさの特徴と，それを補う手立てについて，発達段階にあわせた知識や体験を提供することが重要でしょう．言語的に伝えられる段階であれば，病名や予後の説明

と同時に同じ病気をもちながら生き生きと活躍している人のことも伝えられるとよいでしょう．伝達場面には本人を支援できる専門職も同席することが望ましいという報告もあります．

Q

おでこをぶつけにくくするには，どうしたらよいですか？

A たとえばどのような姿勢をしているときに，おでこをぶつけることが多いでしょうか．視野が狭くて顔を下に向けて足元ばかり見て歩いていると，上方に障害物があってもなかなか気づかないと思います．白杖を使用することで足元の情報は白杖から得て，視線はまっすぐにして歩くと，おでこをぶつける回数は多少減るかもしれません．また，つばのある帽子をかぶるとぶつかる前に気づくことも増えますし，ぶつかったとしても衝撃は軽減されるかと思います．

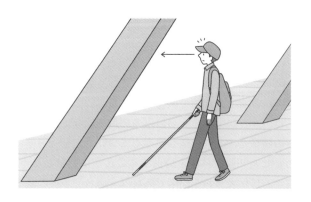

Q

視覚障害者に向いている職業は何ですか？

A

それぞれの視機能によって難しい課題が異なるので一概にはいえませんが，行き慣れない場所へ頻繁に移動しなければならなかったり，視覚のみに依存する細かな作業は負担が大きい可能性があります．伝統的にはあん摩・鍼灸（あはき）の仕事に就く人も多く，文部科学省や厚生労働省管轄の教育施設があります．電子媒体を使う就労環境は，音声や拡大表示に転換しやすいため適しているといえるでしょう．すでに仕事をもっている場合は，職場適応援助者（ジョブコーチ）や訓練事業を利用して，現職のなかで適した仕事内容に変更する方法もあります．中途で視覚障害をもった人には，経験者のエピソードに触れられる相談会・講演会を積極的に紹介するとよいでしょう．

Q

人工網膜の移植を受けるにはどうしたらよいでしょうか？

A

人工網膜のような，人工的な視覚に関する研究は世界中で50以上行われています．脈絡膜や網膜の上や下に電極を埋め込み，網膜を刺激して電気刺激を行うもの，視神経に刺激を与えるもの，脳に電極を設置するものなど，その方法はさまざまです．かつて，アメリカで承認されて商品化し，500人以上に

埋植され良好な結果を得られた機器もありましたが，残念ながら生産は終了しました．現在では，フランスの Piximn Vision 社の「PRIMA」や，わが国では岡山大学の「OUReP」などが治験を行っています．技術の進歩や研究の動向は日々変化しています．以下のサイトで情報収集が可能です．

- ■ **人工視覚の研究に関するサイト（英語）**
  https：//www.bionic-vision.org/
- ■ **日本で行われている研究や治験に関するサイト**
  https：//rctportal.niph.go.jp/
  https：//jrct.niph.go.jp/

Q

網膜再生の臨床研究に参加したいです

A 網膜再生医療研究が進み，複数の施設でヒトを対象とした臨床研究がされるようになってきました．"網膜再生" といっても，臨床研究ごとに対象となる患者さんが異なります．まずは主治医に相談して，自身が臨床研究の対象となりうるかを確認してみるのがよいでしょう．将来の治療の可能性を残すためには，ケガをしないということも大切です．歩行訓練士などから指導を受け，視機能に応じた安全な移動方法を身につけておくことも大切です．

Q

超低視力の評価方法を教えてください

A 万国共通視力表を使用した視力検査で検査が可能なのは 0.01 までで，それ以下の超低視力者の視機能は大まかな評価となります．近年，超低視力者を対象とした治療研究開発が進むに伴い，超低視力者の視機能を詳細に評価することが求められています．

神戸アイセンター病院ではそのような症例に対して，次のようなテストを用いて超低視力者の視機能を詳細に調べています．

全視野刺激検査（Full-field stimulus testing：FST）

固視ができなくても網膜全体の視細胞の感度を測定できます．

色別瞳孔径検査（Pupillometry）

カラードーム機能をもった電気生理システムを用いて強度や波長の違う刺激光を与えて，瞳孔径の変化から網膜の細胞の反応をみます．

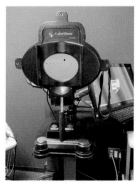

Espion System（Diagnosys）

Metropsis を用いたモニタテスト

モニタ画面に映る課題に答えて形態の認識を定量的に評価します.

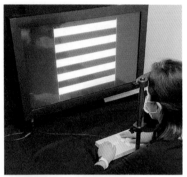

検査の様子.

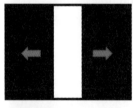

Motion Direction H/V
白色のバーが静止しているのか,
水平(上下)方向(➡)に動いているのかを判断します.

Spatial Acuity Test
白色の縞模様の方向が上下か左右かを判断します. 縞模様の太さはテストごとに変化します.

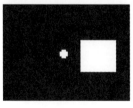

Object Localization
白色の四角形が上下左右どこにあるのかを判断します.

テーブルテスト

黒いシートの
上に白色の食器
を置いて認識の
可否を問います.

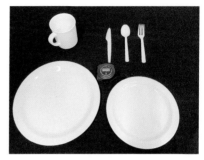

Q

65 歳問題って何ですか？

A 身体障害者手帳を取得し，障害者総合支援法の
もとで自立支援給付を受けていた人が，65 歳
（特定疾患の場合 40 歳）になると介護保険制度への
移行を制度的に迫られます．その移行に伴い，受けら
れるサービスが減少したり，利用負担額が増加する問
題です．

介護保険サービスに今まで受けていた障害者総合支
援法に相当するサービスがない場合は，障害福祉サー
ビスの利用が可能です．補装具・日常生活用具などの
購入助成をはじめ，同行援護や行動援護，自立訓練（生
活訓練），就労移行支援，就労継続支援など，障害福
祉サービス固有のものは併給できることになっていま
す．高齢の患者さんには，可能な限り介護保険サービ
スの利用の有無を確認することをお勧めします．担当
ケアマネジャーと連携することで，ロービジョンケア
の介入がスムーズにできる場合があります．

LOW VISION CARE

付　録 🕶

2018年7月1日から認定基準が改定されました.

▶ 視力障害の認定基準

他方の眼の視力	0.01以下	0.02	0.03	0.04	0.05	0.06	0.07	0.08	0.09	0.1	0.2	0.3	0.4	0.5	0.6
0.03以上			2	3	3	3	3	4	4	4					
0.02		2	2	3	3	3	3	4	4	4	5	6	6	6	6
指数弁・0.01	1	2	2	3	3	3	3	4	4	4	5	6	6	6	6
0～手動弁	1	2	2	2	3	3	3	3	4	4	5	6	6	6	6

視力の良いほうの眼の視力

▶ 視野障害の認定基準

	ゴールドマン型視野計		自動視野計	
	I/4 視標	I/2 視標	両眼開放エスターマンテスト視認点数	10-2プログラム両眼中心視野視認点数
2級	周辺視野角度の総和が左右眼それぞれ80度以下	両眼中心視野角度28度以下		20点以下
3級		両眼中心視野角度56度以下	70点以下	40点以下
4級		✕		✕
5級	両眼による視野が2分の1以上欠損	✕	100点以下	✕
	✕	両眼中心視野角度56度以下	✕	40点以下

▶ 障害等級の加算

視覚障害等級 = 視力障害等級 + 視野障害等級

1 級 = 2 級 + 3 級 = 3 級 + 2 級

2 級 = 3 級 + 4 級 = 4 級 + 3 級

3 級 = 4 級 + 4 級

4 級 = 5 級 + 5 級

---

point !

- 良くならない人（永続性）が対象です
- 良いほうの眼の矯正視力で判定します
- 中心視野の感度低下に気をつけて
- 視力障害と視野障害の合わせ技もあります
- 視力障害 4 級は 1 種（交通関係の割引種別）

▶ 視野障害の判定方法

ゴールドマン型視野計を使う場合

- 周辺視野評価：矯正レンズなしで I/4 視標で
- 中心視野評価：必要な矯正レンズと I/2 視標で

ステップ 1 周辺視野角度による 5 級判定

- 左右眼の I/4 視標の範囲を重ね合わせ，生理的限界の概ね 2 分の 1 以下であるかをみる
  → これに該当すれば……5 級クリア！

ステップ 2 周辺視野角度（I/4 視標）の判定

- 上下左右斜めの 8 経線での角度の総和を計算
  ※ 周辺の視野が中心視野と連続しないときは，中心部の視野のみで評価
  → 左右眼それぞれ 80 度以下……4 級クリア！

中心視野角度（I/2 視標）の判定

- 上下左右斜めの 8 経線での角度の総和を計算
- 両眼中心視野角度の計算（小数点以下は四捨五入）

両眼中心視野角度
＝（3×中心視野角度が大きいほうの眼の中心視野角度＋
　　中心視野角度が小さいほうの眼の中心視野角度）/4

➡両眼中心視野角度 56 度以下……3 級クリア！
➡両眼中心視野角度 28 度以下……2 級クリア！

point !

ステップ 1 で 5 級にならなくても諦めないで！
ステップ 3 で両眼中心視野角度が 56 度以下なら，5 級クリア！！！

自動視野計を使う場合

- 周辺視野評価：
  矯正レンズなしで両眼開放エスターマンテスト
- 中心視野評価：
  必要な矯正レンズで 10-2 プログラム

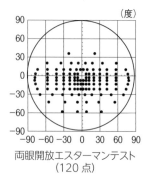

両眼開放エスターマンテスト
（120 点）

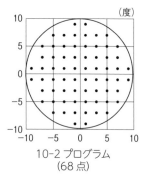

10-2 プログラム
（68 点）

ステップ1

　両眼開放エスターマンテスト視認点数の判定

➡ 見えた点が 100 点以下……5 級クリア！

➡ 見えた点が 70 点以下………4 級クリア！

ステップ2

　10-2 プログラム両眼中心視野視認点数の判定

• 左右眼で各々の中心視野視認点数を数える
（26 dB 以上の点が 68 点中のいくつかを数える）

両眼中心視野視認点数
＝（3×中心視野視認点数が多いほうの眼の中心視野
　　視認点数＋中心視野視認点数が少ないほうの眼の
　　中心視野視認点数）/4

　両眼開放エスターマンテスト視認点数が 70 点以下
で

➡ 両眼中心視野視認点数が 40 点以下……3 級クリア！

➡ 両眼中心視野視認点数が 20 点以下……2 級クリア！

point

ステップ1 で 5 級にならなくても諦めないで！
ステップ2 で両眼中心視野視認点数が 40 点以
下なら，5 級クリア！！！

point

- 視野障害の等級判定には，ゴールドマン型視野計または自動視野計のどちらか一方を用います．両者の結果を混在させての判定はできません．
- ゴールドマン型視野計，自動視野計のいずれも視野図を診断書に添付します．その際，ゴールドマン型視野計の場合は，どのイソプタ（等感度線）が I/4 視標によるものか， I/2 視標によるものかを明確に区別できるように記載します．

▶ こんなときどうしたらいいの？

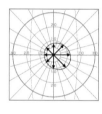

Q 一部が 10 度を越えていても 8 経線での角度の総和が 80 度以下なら大丈夫なの？

A 大丈夫です．

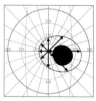

Q 暗点が 8 経線の途中にあったらどうするの？

A 暗点部分の度数を差し引いて計算してください．

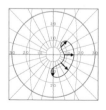

Q 中心部に視野がないときはどうしたらいいの？

A 見える範囲内だけ 8 経線に沿って計算してください．

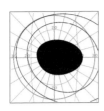

Q 両眼とも中心暗点が I/4 視標で 8 経線の各方向とも 10 度を越えたらどうなるの？

A 2 級になります！

障害年金認定基準（視覚障害）

2022年1月1日から認定基準が一部改定されました.

▶ 次の場合は障害年金が受けられるかも

- 良いほうの矯正視力が 0.6 以下
- 悪いほうの矯正視力が 0.1 以下
- 視野が半分以下
- まぶたの欠損や眼瞼けいれんや複視・羞明がある

point 該当するかもと思った場合は

申請の可否を含め，頼れる社会保険労務士に相談してみましょう（p.194 参照）.

▶ 障害基礎年金と障害厚生年金

視覚障害の原因となった疾患やケガで，初めて医師の診察を受けたときに加入していた年金が国民年金だったら「障害基礎年金」，厚生年金だったら「障害厚生年金」が請求できます．就労の有無や所得は問われませんが，20歳未満の発症では所得の制限があります.

障害基礎年金には1級もしくは2級があります．一方，障害厚生年金には3級があり，さらに3級より軽い障害の場合でも，障害手当金として一時金を受け取れることがあります.

国民年金法施行令別表 (一部改変)

1級

- 良いほうの矯正視力が0.03以下
- 良いほうの矯正視力が0.04で他眼が手動弁以下
- I/4視標で8方向の合計が80度以下かつI/2視標で8方向の合計が28度以下
- 両眼開放エスターマン視認点数70点以下かつ10-2の中心視野視認点数が20点以下

2級

- 良いほうの矯正視力が0.07以下
- 良いほうの矯正視力が0.08で他眼が手動弁以下
- I/4視標で8方向の合計が80度以下かつI/2視標で8方向の合計が56度以下
- 両眼開放エスターマン視認点数70点以下かつ10-2の中心視野視認点数が40点以下
- 求心性視野狭窄または輪状暗点でI/2視標の両眼の視野がそれぞれ5度以内

厚生年金法施行令別表 (一部改変)

3級

- 良いほうの矯正視力が0.1以下
- I/4視標で8方向の合計が80度以下
- 両眼開放エスターマン視認点数70点以下

障害手当金

- 良いほうの矯正視力が0.6以下
- 悪いほうの矯正視力が0.1以下
- 閉じた場合に角膜を完全に覆い得ない程度のまぶたの欠損
- I/4視標で2分の1以上の欠損
- I/2視標で8方向の合計が56度以下
- 両眼開放エスターマン視認点数100点以下
- 10-2中心視野視認点数が40点以下
- 読書が続けられない程度の調節障害や輻湊障害による複視や眼精疲労
- 眼瞼けいれんによるまぶたの運動障害で作業が続けられない程度
- 麻痺性斜視で複視のために眼帯をしないと生活ができず労働が制限される程度
- 散瞳で対光反射が障害されて羞明があり労働に支障をきたす程度

point 「治っていない」とは

進行性の疾患では治っていないものとして，障害手当金相当の場合でも障害厚生年金３級として受給できる可能性があります．この場合の「治っていない」とは，症状が固定していない状態を指し，「治った」は，障害がなくなった状態を指すものではありません．

初診日の認定が大事

初診の日に加入していた年金の種別により，障害年金が受けられるか否かの基準が異なってきます．そのため，初診日の証明を受けることが必要ですが，はじめてかかった医院が閉院している，過去の診療録が破棄された後，などの理由で年金申請につまずくことがよく見られます．

国民年金保険料の納入免除

障害年金の１級もしくは２級を受ける場合には，国民年金保険料の納入が免除されます．

身体障害者手帳の等級と障害年金の等級は別物

基本的には身体障害者手帳の等級引く１が障害年金の等級になり，手帳１〜２級が年金１級，手帳３級が年金２級，手帳４級が年金３級になります．しかし，重複障害の併合認定と，輪状暗点や求心性視野障害で中心のI/2視標での視野が両眼それぞれ５度以内に収まる場合は，２級になる場合があります．また，視覚障害者手帳の基準に当てはまらなくても障害手当金相当になる場合があります．

▶ 重複障害の障害年金等級の併合認定

　身体障害者手帳の申請のときと同様に，重複障害ではそれぞれの障害を併合することで等級が変わる可能性があります．身体障害者手帳とは異なり，障害年金においては個々の障害について，併合判定参考表と併合（加重）認定表により障害の程度を認定します．

具体的には…

- 視力で年金2級かつ視野で年金2級のときは併合1級
- 視野で年金2級のとき，視力が年金3級でも「一眼の視力が0.02以下，かつ，他眼の視力が0.1以下のもの」ならば併合1級
  ※それ以外の視力が年金3級では，併合2級のまま
- 視力で年金3級かつ視野で年金3級のときは併合2級

---

point 障害年金申請時の準備

障害年金の申請などを考える場合は，以下の質問に答えられるように準備をするのがよいです．

- その疾患がわかるきっかけになった症状で初めて診察を受けたのはいつ？
- そのときに加入していた年金は？
- 自分の条件で該当しうる等級は？
- その障害は進行性のものか不変か？

▶ ロービジョン支援情報ページ

• NEXT VISION ロービジョン支援情報

　ロービジョンケアに関連した専門用語を平易に説明しています．各項目に関連する情報がさらにほしいときはページの右側にある地方を選択して検索すると，それに詳しい施設のホームページへのリンクが得られます．

https://nextvision.or.jp/shikakuriha/

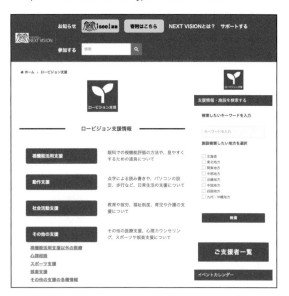

• 全国視覚障害者情報提供施設協会
　シカクの窓
　https://naiiv.net

▶ ロービジョンエイドカタログ

- 朝倉メガネ（東京）
  http://www.asakuramegane.com/
  concept2.html

- ジオム社（大阪）
  http://www.gandom-aids.co.jp/
  goods-list.htm

- トラストメディカル（宮城）
  https://lowvision.trust-medical.co.jp/
  bs02.html

- 名古屋ライトハウス情報文化センター
  （愛知）
  https://nagoya-lighthouse.jp/
  joubun/goods/

- 日本点字図書館わくわく用具ショップ
  （東京）
  https://yougu.nittento.or.jp/

- 日本ライトハウス情報文化センター
  （大阪）
  https://www.lighthouse.or.jp/iccb/
  shops/index_shops/shops-17594/

▶ ロービジョン動画まとめサイト

- ニポラチャンネル
  https://www.youtube.com/channel/
  UCaY3xaZAoB23 pji_ApUB8Fg

- NEXT VISION メディアライブラリー
  https://nextvision.or.jp/join/
  media-library/

- With Blind
  https://www.with-blind.com/
  blind-youtuber/

247

索　引

CLINICAL MINUTE FOR LOW VISION CARE

本書の裏表紙で使用しているBraille Neueは，墨字と点字が一体になったユニバーサルな書体です．視覚障害者と，晴眼者が，同じツールを使い，同じ場所で情報が読めるようにという想いで開発されました．

※追加情報がある場合は弊社ウェブサイト内「正誤表／補足情報」のページに掲載いたします．https://www.miwapubl.com/user_data/supplement.php

ポイントマスター！
ロービジョンケア外来（がいらい）ノート　第2版

発　行	2019年4月20日　第1版第1刷
	2024年2月5日　第2版第1刷Ⓒ
編　集	神戸（こうべ）アイセンター
発行者	青山　智
発行所	株式会社 三輪書店
	〒113-0033　東京都文京区本郷6-17-9
	本郷綱ビル
	TEL 03-3816-7796　FAX 03-3816-7756
	https://www.miwapubl.com
装　画	有村　綾
装　丁	NONdesign 小島トシノブ
印刷所	株式会社 新協